Mark

Erste-Hilfe-PUNKTE

Selbstheilungskräfte aktivieren und Alltagsbeschwerden lindern

Schirner Verlag

Anleitung zu den 41 Karten

Die Ratschläge in diesem Kartenset sind sorgfältig erwogen und geprüft. Sie bieten jedoch keinen Ersatz für kompetenten medizinischen Rat, sondern dienen der Begleitung und der Anregung der Selbstheilungskräfte. Alle Angaben in diesem Buch erfolgen daher ohne Gewährleistung oder Garantie seitens des Autors oder des Verlages. Eine Haftung des Autors bzw. des Verlages und seiner Beauftragten für Personen-, Sach- und Vermögensschäden ist ausgeschlossen.

Wir verzichten auf das Einschweißen unserer Kartensets – **UNSERER UMWELT ZULIEBE!**

ISBN 978-3-8434-9174-7

Markus Schirner
Erste-Hilfe-Punkte
Selbstheilungskräfte aktivieren und Alltagsbeschwerden lindern

Layout der Box, der Karten & der Anleitung: Simone Fleck, Schirner, unter Verwendung von Bildern von www.shutterstock.com (siehe Bildnachweis)
Lektorat: Bastian Rittinghaus, Schirner
Printed & bound by: Ren Medien GmbH, Germany

www.schirner.com

2. Auflage März 2022

Beschwerden einfach »wegdrücken«

Diese Karten sind ein wertvolles Werkzeug für die Selbstanwendung und für Therapeuten, denn sie zeigen übersichtlich die Erste-Hilfe-Punkte für häufige Gesundheitsprobleme. Bei der Anwendung werden diese Punkte angeregt, an denen der Energiefluss im Körper blockiert ist, denn durch die Blockade kommt es zu Schmerzen und anderen Beschwerden.

Was ist Akupressur?

Die Akupressur stammt aus der Traditionellen Chinesischen Medizin (TCM), die seit ca. 3000 Jahren praktiziert wird. Nach dem chinesischen Menschenbild durchziehen den Körper Meridiane, Leitbahnen, durch die die Lebensenergie Qi fließt. Die Energieleitbahnen verlaufen spiegelsymmetrisch durch beide Körperhälften, sodass alle Akupressurpunkte sowohl links als auch rechts existieren. Daneben gibt es zwei Gefäße, die durch die Körpermitte verlaufen, das Lenkergefäß und das Konzeptionsgefäß. Die Punkte dieser Bahnen sind nur einfach vorhanden. Solange der Fluss der Energie durch die Meridiane unbehindert ist, ist der Mensch in Balance und gesund. Staut sich die Energie jedoch an einzelnen Punkten, kommt es zu Ungleichgewichten und schließlich zu Krankheiten.

Die Meridiane sind jeweils einem Organ im Körper zugeordnet. Neben den in der westlichen Medizin bekannten Organen kennen die Chinesen noch den »Dreifachen Erwärmer«, der für alle Vorgänge im Körper zuständig ist, die mit Hitze zusammenhängen, vor allem die Verdauung und die Immunabwehr.

Im Einzelnen gibt es folgende Leitbahnen:

- Blase (Bl)
- Dickdarm (Di)
- Dreifacher Erwärmer (3E)
- Dünndarm (Dü)
- Gallenblase (Gb)
- Herz (He)
- Konzeptionsgefäß (Kg)
- Leber (Le)
- Lenkergefäß (Lg)
- Lunge (Lu)
- Magen (Ma)
- Milz (Mi)
- Niere (Ni)
- Perikard (Pe)

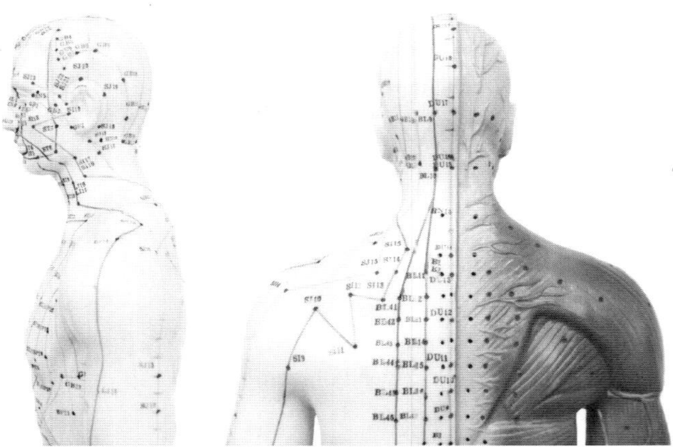

Anhand der abgekürzten Bezeichnungen der Meridiane findest du die Punkte auf den einzelnen Karten. Dabei ist es nicht unbedingt erforderlich, dass du weißt, zu welchem Organsystem welcher Punkt gehört. Es reichen dein Vertrauen in das Wirken dieser uralten Behandlungsmethode und deine Neugier auf das Ausprobieren. Dieselben Punkte auf den Meridianen werden auch in der Akupunktur mit Nadeln und in der Moxibustion mit Hitze stimuliert. Diese beiden Verfahren solltest du aber nicht ohne eine kompetente Ausbildung anwenden. Die Selbstakupressur kannst du ohne Risiko machen.

Wie funktioniert die Selbstbehandlung?

Beginne jede Behandlung mit ein paar tiefen, ausgleichenden Atemzügen in den Bauch. Behalte diese Art der Atmung während der gesamten Sitzung bei. Es ist natürlich schön, dafür einen besonderen Raum aufzusuchen, ein Räucherstäbchen anzuzünden und meditative Musik zu hören. Die Akupressur funktioniert aber auf jeden Fall, egal, wo du dich befindest. Gerade, wenn du akute Schmerzen oder Beschwerden behandeln möchtest, liegt der Vorteil in dieser einfachen Selbstbehandlungsmethode. Zwischendurch, im Auto, in der Supermarktschlange oder im Büro kannst du einzelne Punkte drücken, wenn dir unwohl ist, und wirst schnell eine Erleichterung wahrnehmen.

Es wirkt vielleicht erst einmal schwierig, den exakten Punkt mithilfe der Grafiken und Beschreibungen zu finden. Tatsächlich befindet sich an der entsprechenden Stelle am Körper aber immer eine kleine Mulde oder Vertiefung im Gewebe. Dein Finger findet sie wie von selbst. Zudem erkennst du, ob du an der richtigen Stelle massierst, daran, dass du eine Verhärtung und einen Schmerz fühlen kannst. Beide verschwinden bei der Behandlung, und die Lebensenergie kann wieder frei durch diese Stelle strömen.

Auf manchen Karten werden Ohrpunkte massiert. Diese liegen nicht auf den Meridianen, sondern sind Reflexzonen ähnlich denen auf den Handflächen und Fußsohlen. Im Ohr ist der gesamte Körper repräsentiert und kann durch die Bearbeitung der entsprechenden Stellen in Harmonie gebracht werden. Damit du diese Punkte leichter findest, helfen einige Fachbegriffe für die verschiedenen Regionen des Ohrs.

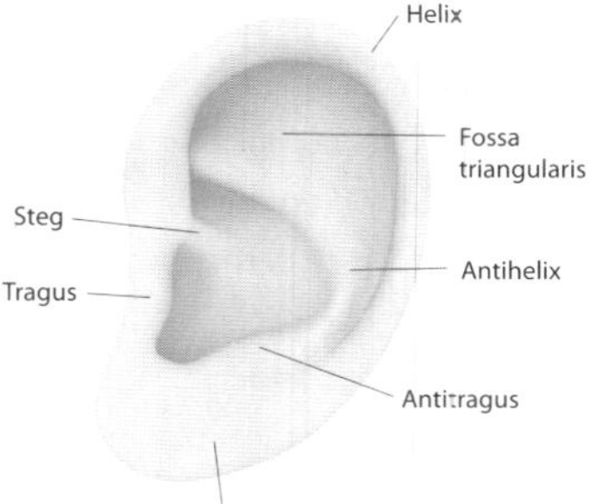

Am besten lassen sich die Akupressurpunkte mit der Fingerkuppe des Daumens oder des Zeigefingers massieren, weil sie breiter sind als die der anderen Finger. So sind die Punkte kaum zu verfehlen. Wenn du sie genauer treffen willst, kannst du sie auch mit den Fingernägeln bearbeiten. Dabei besteht jedoch die Gefahr, durch den hohen Druck der Massage die Haut zu verletzen. An den Ohren solltest du die Fingernägel oder ein Streichholz benutzen.

Die meisten Punkte sind paarig, existieren also sowohl auf der linken als auch auf der rechten Körperseite. Du solltest beide immer gleich lang und intensiv massieren. In den meisten Fällen geht das gleichzeitig. Bei den Punkten an den Händen und Armen oder am Fuß kannst du sie nacheinander bearbeiten. Wenn du es angenehmer findest, ist es auch möglich, den gesamten Durchgang erst für die rechte und dann für die linke Körperseite zu machen.

Führe mit dem Finger abwechselnd kleine Rechtskreise (Yang) und Linkskreise (Yin) aus. Es ist wichtig, während der Behandlung in beide Richtungen zu kreisen, um die aktiven und die passiven Energien auszugleichen. Der Druck sollte dabei so hoch sein, dass du Schmerz empfindest. Ist das nicht der Fall, drücke den Punkt noch fester. Wenn eine Blockade vorliegt, dann schmerzt die Stelle auch. Während der Massage wird der Schmerz aber verschwinden. Wenn du sehr schmerzempfindlich bist, solltest du den Punkt zumindest so fest massieren, dass sich das Gewebe dabei mitbewegt. In der Regel wird jeder Punkt 1 Minute massiert. Richte die Dauer danach, wann das Schmerzempfinden nachlässt – das kann auch schon nach 30 Sekunden oder erst nach 20 Minuten der Fall sein. Die gesamte Behandlung sollte allerdings nicht länger als 20 Minuten dauern. Wenn du die gesamte Zeit für einen Punkt benötigst, dann verschiebe die Bearbeitung der weiteren Akupressurpunkte auf die nächste Sitzung.

Falls du dafür Zeit und Raum hast, entspanne dich nach der Behandlung ein wenig, schließe die Augen, und spüre der Veränderung in dir nach. Kannst du wahrnehmen, dass die Symptome nachlassen und die Energie freier durch deinen Körper fließt?

Führe die Akupressur für ein Beschwerdebild täglich 1-mal durch. Bei akuten, erst kürzlich eingetretenen Beschwerden reichen im Allgemeinen 1–3 Behandlungen. Bei lang anhaltenden, chronischen Beschwerden können bis zu 20 Behandlungen nötig sein, bis die Symptome abklingen. Sollte sich dein Befinden nicht bessern, suche eine Ärztin oder einen Arzt auf.

Nachwort

Ich hoffe, dir mit diesem einfachen Hilfsmittel gegen die häufigsten Beschwerden den Alltag ein wenig erleichtern zu können. Es ist oft verblüffend, wie schnell Schmerzen, Übelkeit oder Nervosität dank der Akupressur verschwinden – und das vollkommen nebenwirkungsfrei! Natürlich gibt es Krankheiten, die in die Hände einer Ärztin oder eines Arztes gehören. Aber als Sofortmaßnahme oder begleitend zu einer schulmedizinischen Behandlung möchte ich dir ans Herz legen, es mit dieser Form der Selbstbehandlung auszuprobieren.

Bleib gesund!
Markus Schirner

Über den Autor

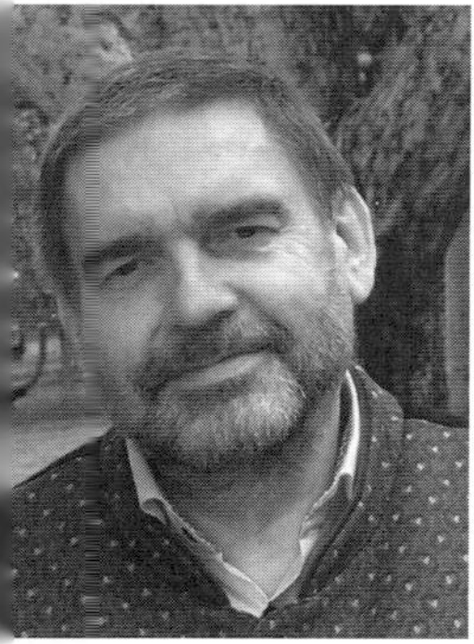

Markus Schirner ist ausgebildeter Lehrer für Kinesiologie, »Brain Gym« und »Touch for Health« sowie Massagetherapeut. Zu seinen weiteren Spezialgebieten zählen die Aroma- und Kräuterkunde, Meditations- und Atemtherapie sowie die buddhistische Philosophie. Der von ihm gegründete Schirner Verlag gehört zu den wichtigsten spirituellen Verlagen Deutschlands.

www.schirner.com

Bildnachweis

Bilder von der Bilddatenbank www.shutterstock.com:
Silhouette eines Menschen: # 298852532 (© Ciripasca), Goldfläche: # 341320430 (© dwph), Frauenkopf: # 60394513 (© Anton Zabielskyi), Frauenrücken: # 314685317 (© Andrey Arkusha), Frauenbeine: # 667305298 (© Kotin) & # 649382605 (© LightField Studios), Fuß von vorn: # 1031574937 (© Kabardins photo), Fuß von hinten: # 1525108499 (© Vladimir Gjorgiev), Hände: # 1571821669 (© Jr images), Ohr seitlich: # 66006424 (© heromen30), Männerkörper: # 1552192262 (© Josep Curto), Meridianfigur seitlich: # 1138579553 (© Akkalak Aiempradit), Meridianfigur von hinten: # 1138817945 (© Akkalak Aiempradit)

Ohr von hinten: © Bastian Rittinghaus

ZAHNSCHMERZ

Massiere kräftig die **PUNKTE DI 1** und **DI 4**
an beiden Händen.

Drücke dann im Sekundentakt den **PUNKT LG 26.**

Führe auf dem **PUNKT LG 20** mit starkem
Druck kleine Kreisbewegungen aus.

Zum Abschluss kannst du
die **OHRPUNKTE** massieren.

Hinweis: Bei Zahnschmerz muss die Ursache immer von einem/-r Zahnarzt/-ärztin untersucht werden. Die Akupressur ist nur zur Linderung akuter Fälle und begleitend geeignet.

ZAHNSCHMERZ

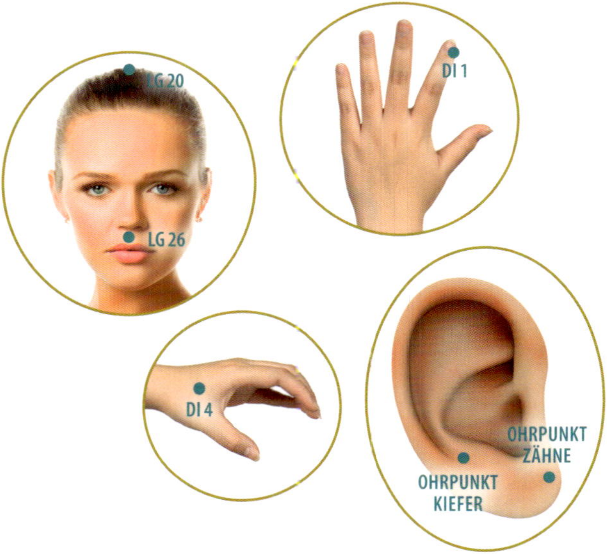

DI 1: am Nagelwinkel des Zeigefingers auf der Daumenseite

DI 4: auf der höchsten Stelle des Muskels zwischen Daumen und Zeigefinger

LG 20: höchster Punkt des Kopfes auf einer Linie zwischen den beiden Ohren

LG 26: mittig zwischen Oberlippenrand und Nase

OHRPUNKT ZÄHNE: am vorderen Rand des Ohrläppchens

OHRPUNKT KIEFER: in der Falte zwischen Helix und Antitragus

LIBIDO, VERRINGERTE

sexuelle Inappetenz | Hyposexualität | Frigidität

Führe mit Daumen oder Zeigefinger unter starkem Druck wechselnde Kreisbewegungen auf dem **PUNKT KG 6** aus.

Drücke fest die **PUNKTE MI 36** und **MI 6** an beiden Beinen.

Zum Abschluss kannst du die **OHRPUNKTE** bearbeiten.

LIBIDO, VERRINGERTE

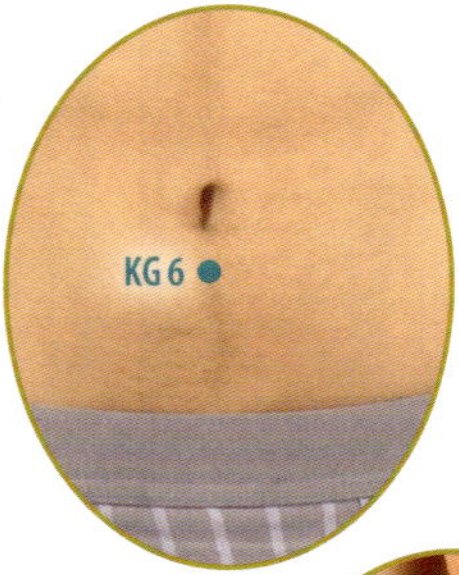

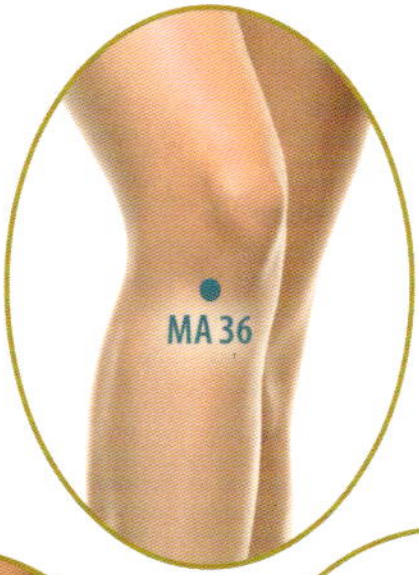

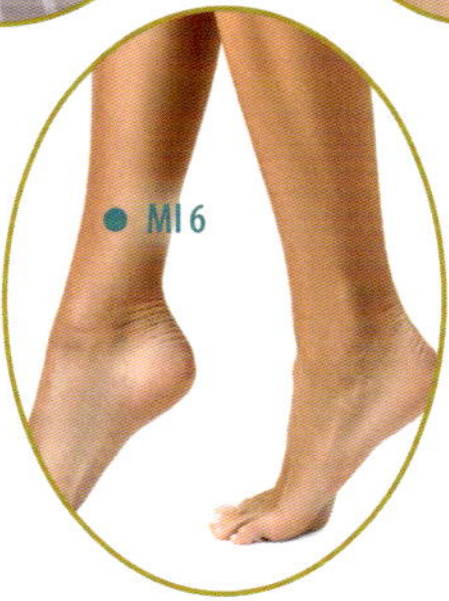

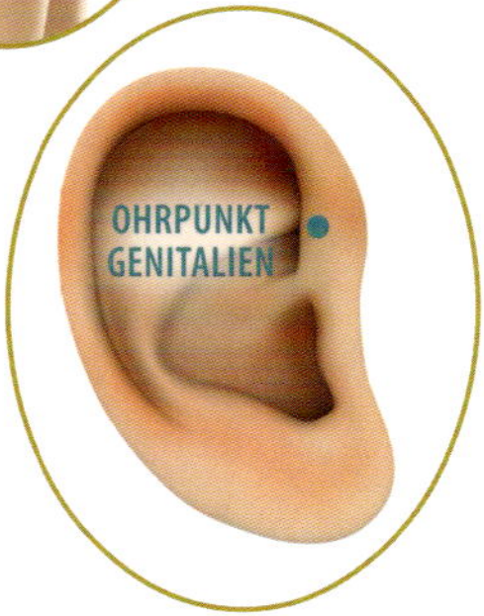

KG 6: 2 Fingerbreit unter dem Bauchnabel

MA 36: bei gebeugtem Knie 4 Fingerbreit unterhalb der Kniescheibe, leicht auswärts

MI 6: 4 Fingerbreit über der inneren Knöchelspitze

OHRPUNKT GENITALIEN: am Ende der Helix auf der Höhe des oberen Rands der Antihelix

NASENBLUTEN

Epistaxis

Massiere mit Daumen oder Zeigefinger unter starkem Druck in wechselnden Kreisbewegungen die beiden **PUNKTE GB 20.**

Bearbeite anschließend auf dieselbe Weise die **PUNKTE DI 4** und **PE 6** an beiden Armen.

Zum Abschluss kannst du die **OHRPUNKTE** massieren.

NASENBLUTEN

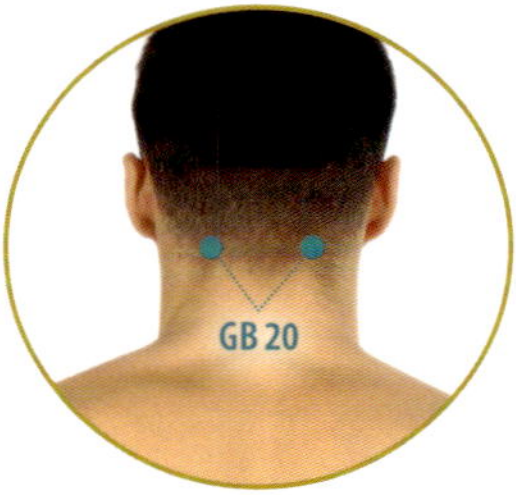

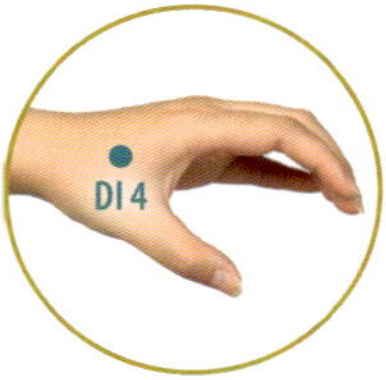

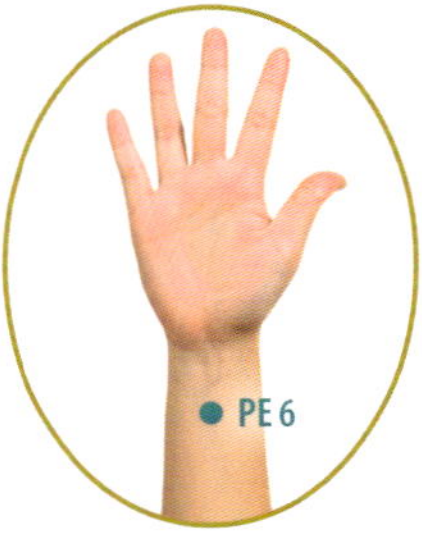

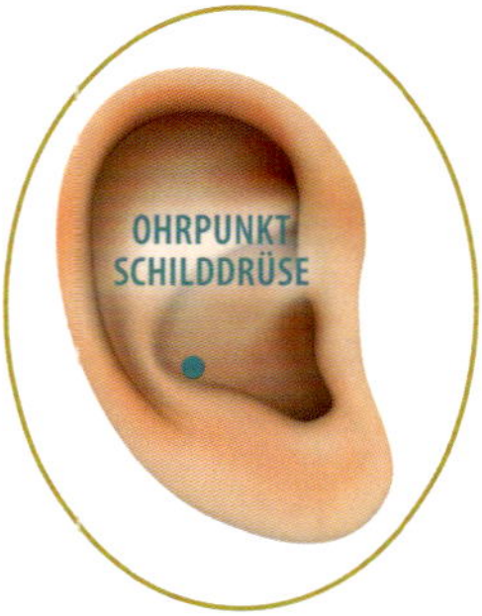

GB 20: am Hinterkopf unterhalb des Schädelknochens zwischen den beiden Muskeln, die man spürt, wenn man den Kopf hin- und herbewegt

DI 4: auf der höchsten Stelle des Muskels zwischen Daumen und Zeigefinger

PE 6: 3 Fingerbreit mittig unterhalb der Beugefalte des Handgelenks

OHRPUNKT SCHILDDRÜSE: vor der Kante der Antihelix leicht oberhalb des gegenüber liegenden Tragus

NACKEN-SCHMERZEN

nuchale Schmerzen | Zervikalneuralgie | Cervicobrachialgie

Massiere mit Daumen oder Zeigefinger unter starkem Druck in wechselnden Kreisbewegungen die beiden **PUNKTE GB 20.**

Bearbeite anschließend auf dieselbe Weise die **PUNKTE GB 21, LG 13** und **LG 14.**

Drücke fest die **PUNKTE DI 4** und **DÜ 3** an beiden Händen.

Zum Abschluss kannst du die **OHRPUNKTE** massieren.

NACKEN-
SCHMERZEN

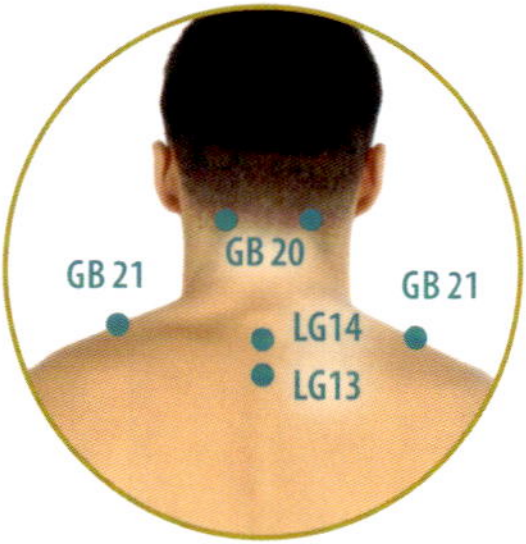

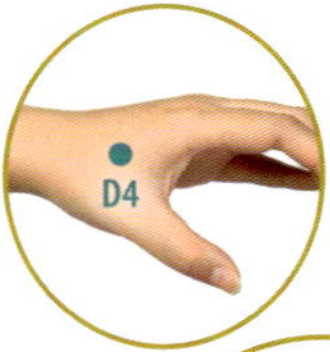

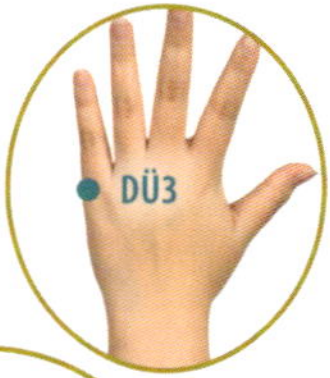

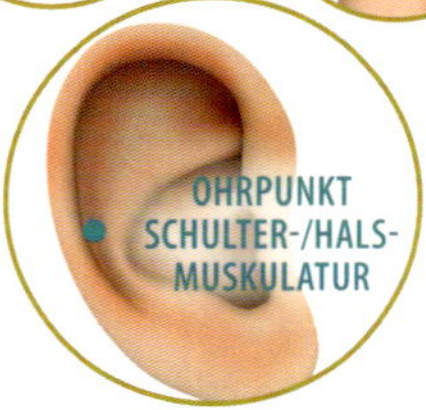

GB 20: am Hinterkopf unterhalb des Schädelknochens zwischen den beiden Muskeln, die man spürt, wenn man den Kopf hin- und herbewegt

GB 21: an der oberen Kante der Schulterrückseite über der Mitte des Schlüsselbeins

LG 13: unterhalb des 1. Brustwirbels

LG 14: unterhalb des 7. Halswirbels

DI 4: auf der höchsten Stelle des Muskels zwischen Daumen und Zeigefinger

DÜ 3: außen unter dem Kleinfingergrundgelenk, am Ende der Falte, die sich bildet, wenn man eine Faust macht

OHRPUNKT SCHULTER- UND HALSMUSKULATUR:
zwischen dem äußeren Ende der Ohrmuschel und der Helix

EKZEME

Ausschlag | Hautirritation | Juckflechte | Dermatose

Bearbeite zunächst mit starkem Druck die **PUNKTE LE 3** an beiden Füßen.

Drücke auf dieselbe Weise die **PUNKTE MA 36** an beiden Beinen.

Zum Abschluss kannst du die inneren und äußeren **OHRPUNKTE** unter mittlerem Druck massieren.

EKZEME

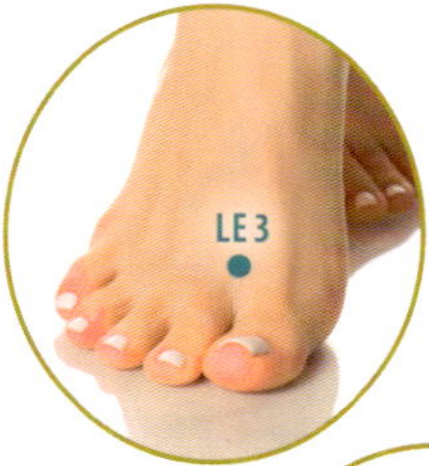

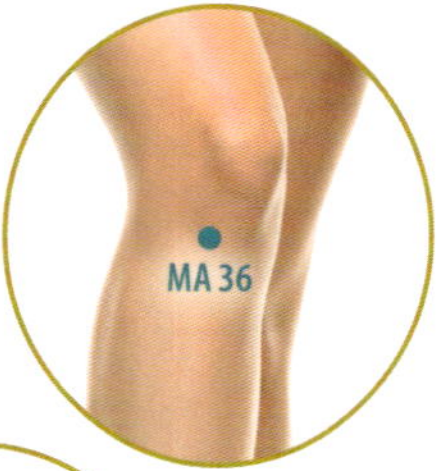

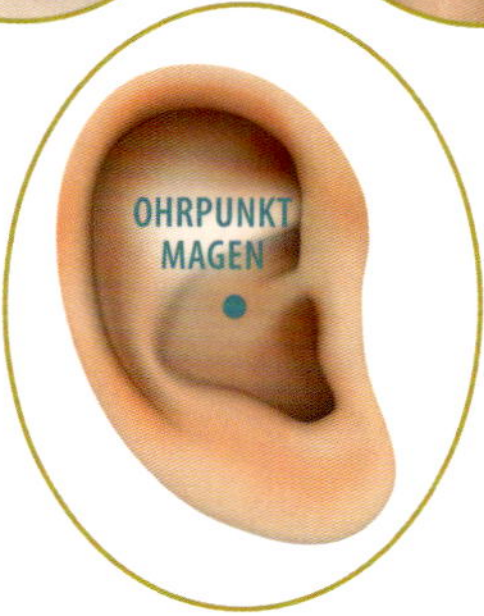

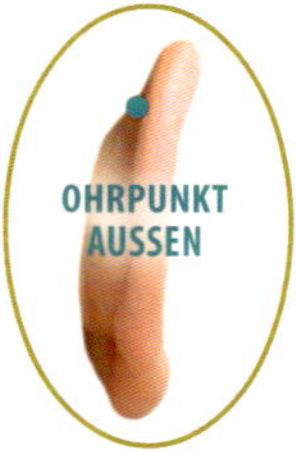

LE 3: 2 Daumenbreit über dem Zwischenraum von großem und zweitem Zeh

MA 36: bei gebeugtem Knie 4 Fingerbreit unterhalb der Kniescheibe, leicht auswärts

OHRPUNKT MAGEN: in der Mitte des Innenohres leicht oberhalb des Endes des mittleren Stegs

OHRPUNKT AUSSEN: an der oberen Kante der Fossa triangularis

MENSTRUATIONS-SCHMERZEN

Unterleibskrämpfe | Dysmenorrhoe

Massiere nacheinander mit starkem Druck die **PUNKTE KG 3, KG 4** und **KG 6.**

Bearbeite die **PUNKTE MI 10, MI 6, NI 3** und **MA 36** an beiden Beinen.

Führe an beiden großen Zehen Kreisbewegungen auf den **PUNKTEN MI 1** und **LE 1** aus, und drücke dann fest die **PUNKTE MA 44.**

Zum Abschluss massiere kräftig die **PUNKTE NI 1** auf beiden Fußsohlen.

MENSTRUATIONS-SCHMERZEN

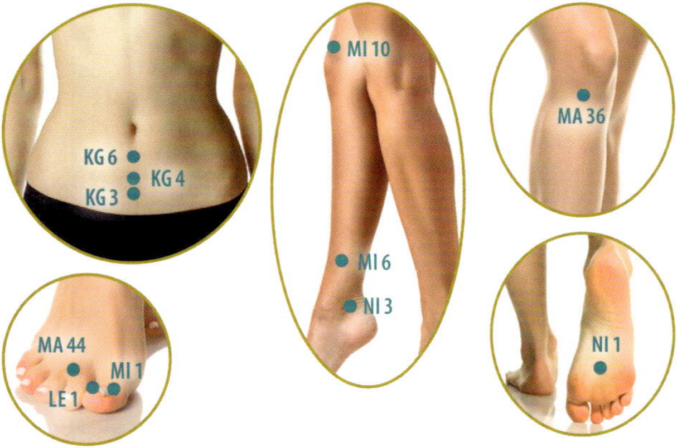

KG 3: 4 Daumenbreit unter dem Bauchnabel

KG 4: 3 Daumenbreit unter dem Bauchnabel

KG 6: 2 Fingerbreit unter dem Bauchnabel

MI 10: über dem oberen Rand der Kniescheibe auf der Oberschenkelinnenseite

MI 6: 4 Fingerbreit über der inneren Knöchelspitze

NI 3: in der Vertiefung zwischen Achillessehne und innerer Knöchelspitze

MA 36: bei gebeugtem Knie 4 Fingerbreit unterhalb der Kniescheibe, leicht auswärts

MI 1: im äußeren Nagelwinkel des großen Zehs

LE 1: im inneren Nagelwinkel des großen Zehs

MA 44: ½ Daumenbreit über dem Zwischenraum von zweitem und drittem Zeh

NI 1: mittig zwischen dem vorderen und dem mittleren Drittel der Fußsohle

WECHSELJAHRES-BESCHWERDEN

klimakterisches Syndrom | Menopausensyndrom

Massiere zunächst mit starkem Druck die **PUNKTE KG 4** und **KG 6.**

Bearbeite dann die **PUNKTE BL 15, BL 18** und **BL 23** am Rücken. Wenn du nicht gut an sie herankommst, bitte jemanden, sie für dich zu massieren.

Drücke nun die **PUNKTE HE 7** und **PE 6** an beiden Armen.

Zum Abschluss massiere die **PUNKTE MI 6** und **MA 36** an beiden Beinen.

WECHSELJAHRES-BESCHWERDEN

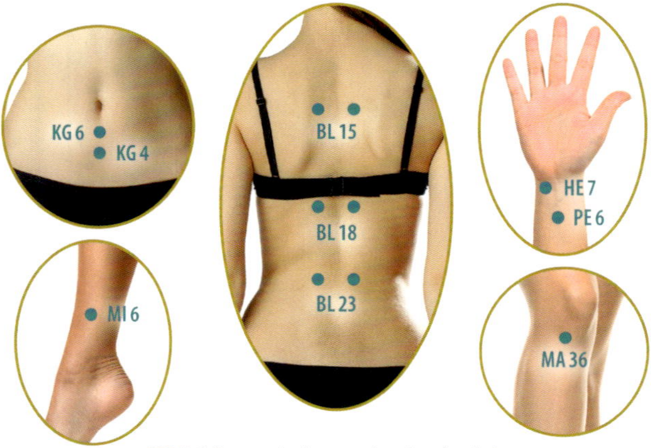

KG 4: 3 Daumenbreit unter dem Bauchnabel

KG 6: 2 Fingerbreit unter dem Bauchnabel

BL 15: 2 Fingerbreit neben dem Dornfortsatz des 5. Brustwirbels

BL 18: 2 Fingerbreit neben dem Dornfortsatz des 8. Brustwirbels

BL 23: 2 Fingerbreit neben dem Zwischenraum der Dornfortsätze des 2. und des 3. Lendenwirbels

HE 7: in einer Vertiefung in der Beugefalte des Handgelenks auf der Seite des kleinen Fingers

PE 6: 3 Fingerbreit mittig unterhalb der Beugefalte des Handgelenks

MI 6: 4 Fingerbreit über der inneren Knöchelspitze

MA 36: bei gebeugtem Knie 4 Fingerbreit unterhalb der Kniescheibe, leicht auswärts

EREKTIONS-STÖRUNG

Potenzschwäche | Impotenz | erektile Dysfunktion

Drücke fest die **PUNKTE KG 2** und **KG 4.** Fahre auf dieselbe Weise mit den **PUNKTEN MA 30** neben der Unterbauchmitte fort.

Massiere die **PUNKTE MI 6** an beiden Beinen.

Bearbeite anschließend mit leichtem Druck die **PUNKTE LG 4** und **BL 23.** Wenn du nicht gut an die Rückenpunkte herankommst, bitte jemanden, sie für dich zu massieren.

ERΕKTIONS-STÖRUNG

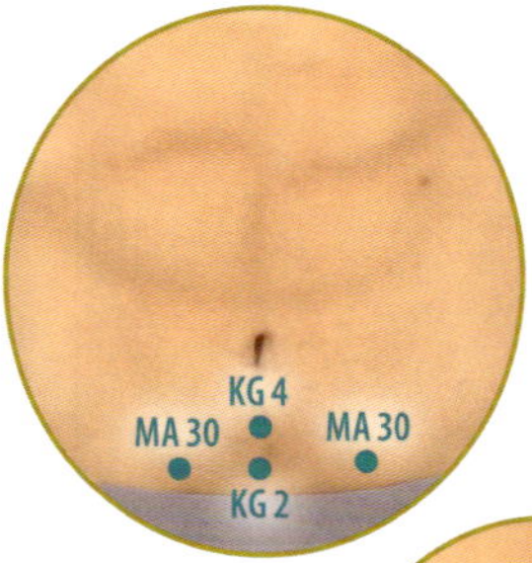

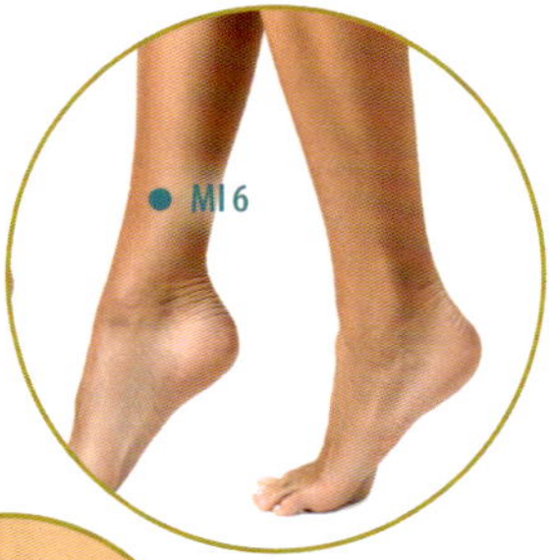

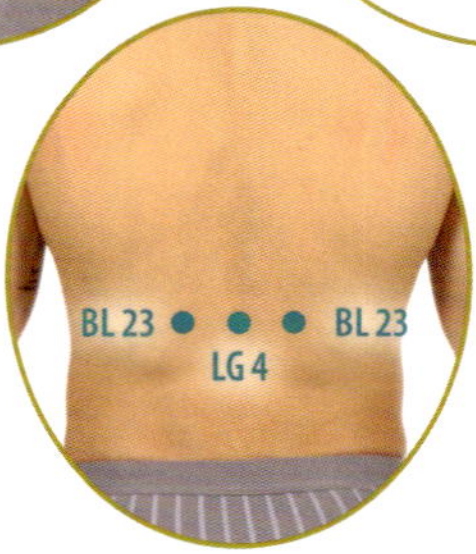

KG 2: 5 Daumenbreit unter dem Bauchnabel

KG 4: 3 Daumenbreit unter dem Bauchnabel

MA 30: 2 Daumenbreit seitlich des oberen Schambeinrands

MI 6: 4 Fingerbreit über der inneren Knöchelspitze

LG 4: im Zwischenraum der Dornfortsätze des 2. und des 3. Lendenwirbels

BL 23: 2 Fingerbreit neben LG 4

INKONTINENZ

Blasenschwäche | Harndrang | Bettnässen | Enuresis

Massiere mit starkem Druck den **PUNKT KG 2.**

Bearbeite auf dieselbe Weise die **PUNKTE MI 6** an beiden Beinen.

Drücke zum Abschluss fest die **PUNKTE NI 3** an beiden Beinen.

INKONTINENZ

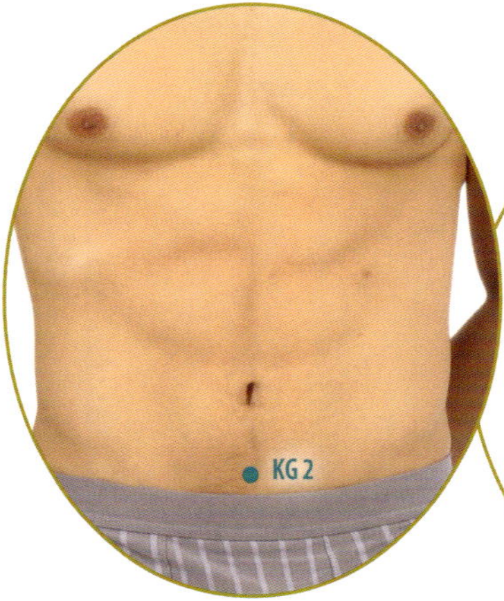

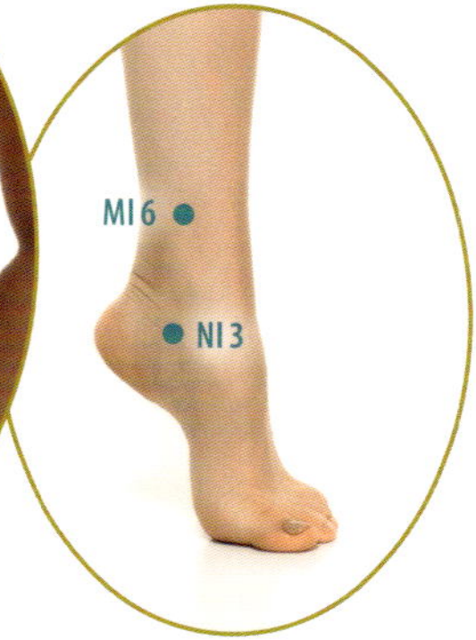

KG 2: 5 Daumenbreit unter dem Bauchnabel

MI 6: 4 Fingerbreit über der inneren Knöchelspitze

NI 3: in der Vertiefung zwischen Achillessehne und innerer Knöchelspitze

HARNVERHALT

Ischurie

Massiere mit starkem Druck die **PUNKTE KG 3, KG 4** und **KG 6.**

Bearbeite danach auf dieselbe Weise die **PUNKTE BL 28.**

Drücke an beiden Beiden nacheinander die **PUNKTE MI 6, MI 9** und zum Abschluss **GB 34.**

HARNVERHALT

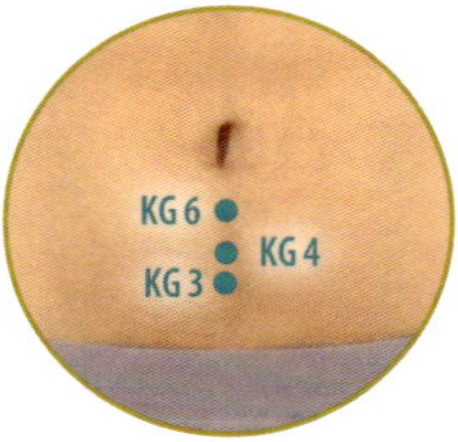

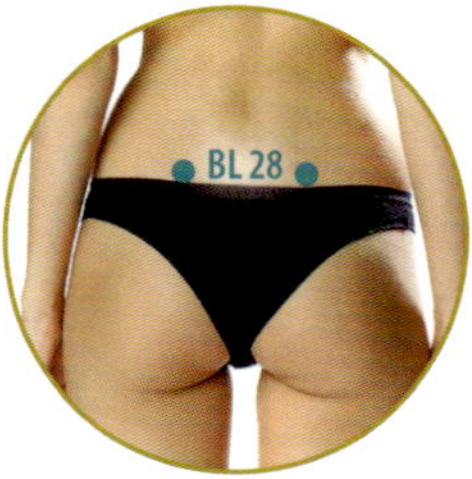

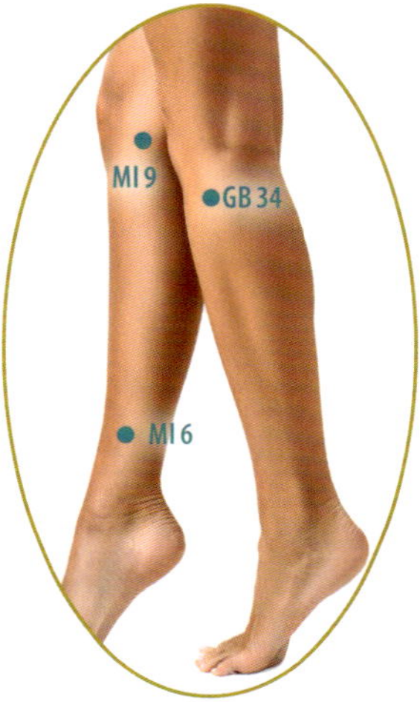

KG 3: 4 Daumenbreit unter dem Bauchnabel

KG 4: 3 Daumenbreit unter dem Bauchnabel

KG 6: 2 Fingerbreit unter dem Bauchnabel

BL 28: 2 Fingerbreit neben dem 2. Sakralwirbel

MI 6: 4 Fingerbreit über der inneren Knöchelspitze

MI 9: an der Beininnenseite in der Vertiefung am hinteren Rand des Schienbeinkopfes

GB 34: an der Beinaußenseite in einer Grube unter dem Wadenbeinköpfchen

HUSTEN/ BRONCHITIS

Tussis | Tracheitits | Luftröhrenkatarrh | Bronchialkatarrh

Beschreibe mit mittlerem Druck leichte Kreisbewegungen auf dem **PUNKT KG 17.**

Massiere daraufhin den **PUNKT KG 22** mit starkem Druck, und bearbeite anschließend auf dieselbe Weise die **PUNKTE BL 13.** Wenn du nicht gut an die Rückenpunkte herankommst, bitte jemanden, sie für dich zu massieren.

Drücke dann fest die **PUNKTE LU 5** und **LU 7** an beiden Armen sowie die **PUNKTE MI 6** an beiden Beinen.

Zum Abschluss kannst du die **OHRPUNKTE** mit den Fingerkuppen oder -nägeln massieren.

HUSTEN/ BRONCHITIS

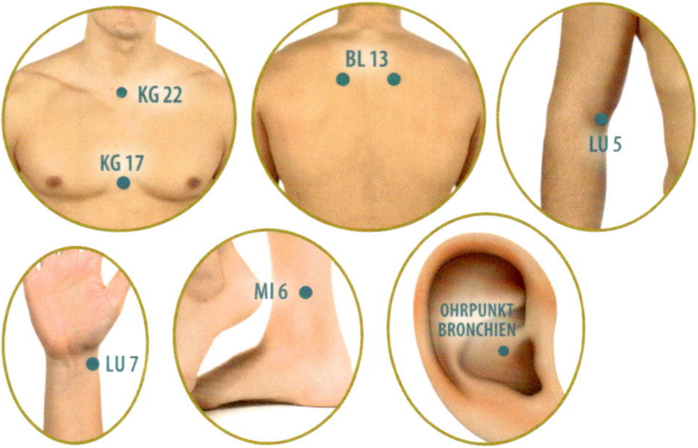

KG 17: auf der Mitte des Brustbeins in Höhe des Zwischenraums von 4. und 5. Rippe, bei Männern zwischen den Brustwarzen

KG 22: in der Drosselgrube über dem Brustbein, ½ Daumenbreite über dessen oberem Ende

BL 13: 2 Fingerbreit seitlich des Dornfortsatzes des 3. Brustwirbels

LU 5: in der Beugefalte des Ellenbogens neben der Bizepssehne

LU 7: 1,5 cm unter der Beugefalte des Handgelenks auf der Daumenseite zwischen einer Sehne und der Knochenkante

MI 6: 4 Fingerbreit über der inneren Knöchelspitze

OHRPUNKT BRONCHIEN: in der Mitte des Innenohres leicht unterhalb des Endes des mittleren Stegs

HALSSCHMERZEN

Heiserkeit | Angina | Katarrh

Halsschmerzen, Heiserkeit:
Führe mit mittlerem Druck leichte Kreisbewegungen auf den **PUNKTEN KG 22** und **KG 23** aus. Massiere danach mit mittlerem Druck die **PUNKTE DI 18** an beiden Seiten des Halses. Drücke fest die **PUNKTE HE 5** und **DI 4** an beiden Armen.

Kehlkopfkatarrh, Stimmverlust:
Führe mit mittlerem Druck leichte Kreisbewegungen auf den **PUNKTEN KG 22** aus. Massiere danach mit festem Druck die **PUNKTE DI 4** und **LU 7** an beiden Händen. Zum Abschluss kannst du die **OHRPUNKTE** bearbeiten.

HALSSCHMERZEN

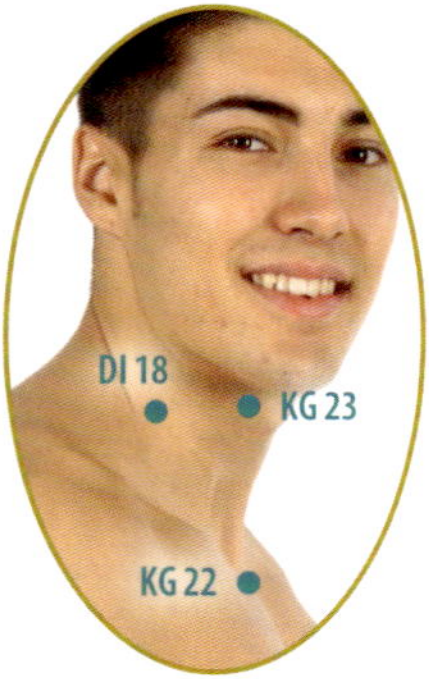

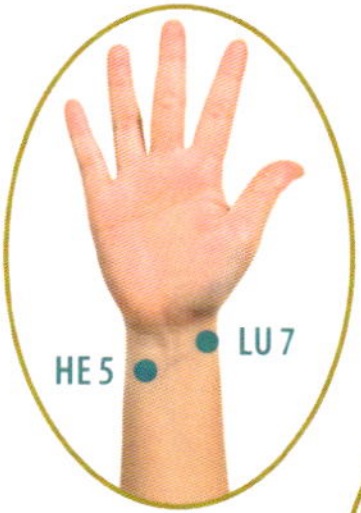

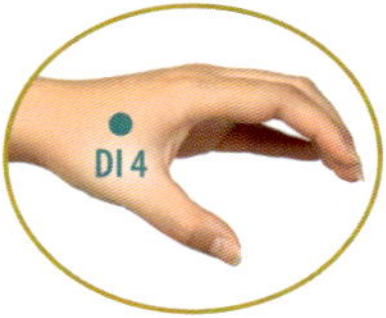

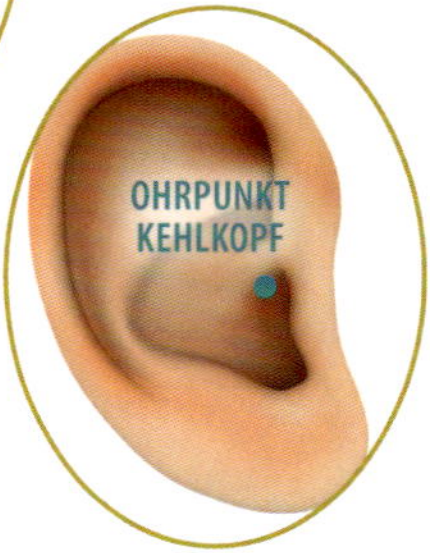

KG 22: in der Drosselgrube über dem Brustbein, ½ Daumenbreite über dessen oberem Ende

KG 23: mittig am Übergang vom Hals zum Gesicht

DI 18: seitlich am Hals auf Höhe des Kehlkopfknorpels vor dem großen Kopfwendemuskel

HE 5: 1 Daumenbreit unter der Beugefalte des Handgelenks auf der Seite des kleinen Fingers

DI 4: auf der höchsten Stelle des Muskels zwischen Daumen und Zeigefinger

LU 7: 1,5 cm unter der Beugefalte des Handgelenks auf der Daumenseite zwischen einer Sehne und der Knochenkante

OHRPUNKT KEHLKOPF: unterhalb des Beginns des mittleren Stegs

BRECHREIZ

Übelkeit | Erbrechen | Unpässlichkeit | Nausea

Übelkeit:
Massiere zunächst die **PUNKTE MA 36** an beiden Beiden. Gehe dann weiter zu den **PUNKTEN PE 6** an beiden Armen, und bearbeite zuletzt die **OHRPUNKTE.**

Erbrechen:
Massiere zunächst den **PUNKT KG 8.** Bearbeite dann die **PUNKTE KG 12** und **KG 22.** Drücke nacheinander fest die **PUNKTE MI 4** und **MA 36** an beiden Beinen und die **PUNKTE 3E 5** und **PE 6** an beiden Armen. Zum Abschluss kannst du die **OHRPUNKTE** massieren.

BRECHREIZ

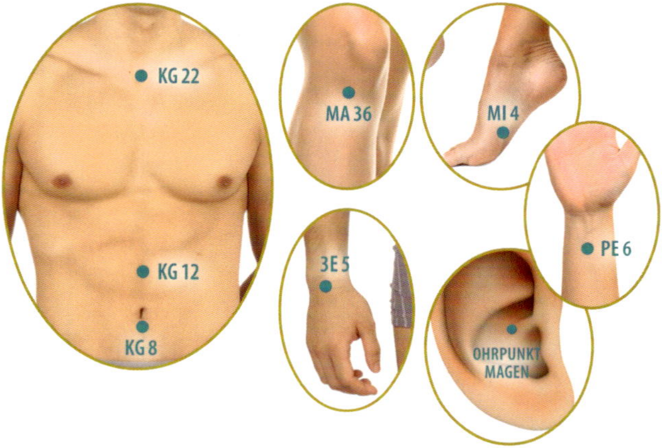

KG 8: direkt unter dem Bauchnabel

KG 12: 1 Handbreit über dem Bauchnabel

KG 22: in der Drosselgrube über dem Brustbein, ½ Daumenbreit über dessen oberem Ende

MA 36: bei gebeugtem Knie 4 Fingerbreit unterhalb der Kniescheibe, leicht auswärts

MI 4: am Ende des 1. Mittelfußknochens in der kleinen Vertiefung hinter dem großem Zeh

PE 6: 3 Fingerbreit mittig unterhalb der Beugefalte des Handgelenks

3E 5: an der Oberseite des Arms kurz vor dem Handgelenk zwischen Elle und Speiche

OHRPUNKT MAGEN: in der Mitte des Innenohres leicht oberhalb des Endes des mittleren Stegs

VERDAUUNGS-PROBLEME/BAUCH-SCHMERZEN

Bauchweh | funktionelle Dyspepsie | Reizmagen | Darmbeschwerden

Magenverstimmung: Massiere zunächst den **PUNKT KG 12** mit stärkerem Druck und dann auf dieselbe Weise die **PUNKTE MA 36.**

Bauchschmerzen: Massiere zunächst den **PUNKT KG 12** mit stärkerem Druck und dann auf dieselbe Weise die **PUNKTE MA 25.**

Blähungen: Massiere zunächst den **PUNKT KG 12** mit stärkerem Druck und dann auf dieselbe Weise die **PUNKTE MA 25** und **KG 6.** Bearbeite nun die **PUNKTE MA 36, NI 9** und **NI 6** an beiden Beinen.

VERDAUUNGS-PROBLEME/ BAUCHSCHMERZEN

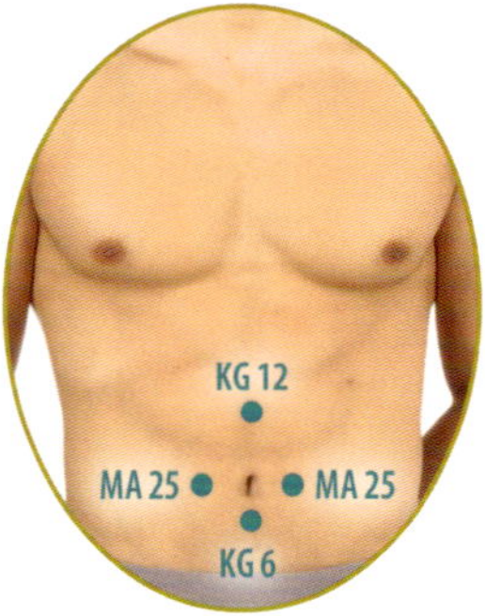

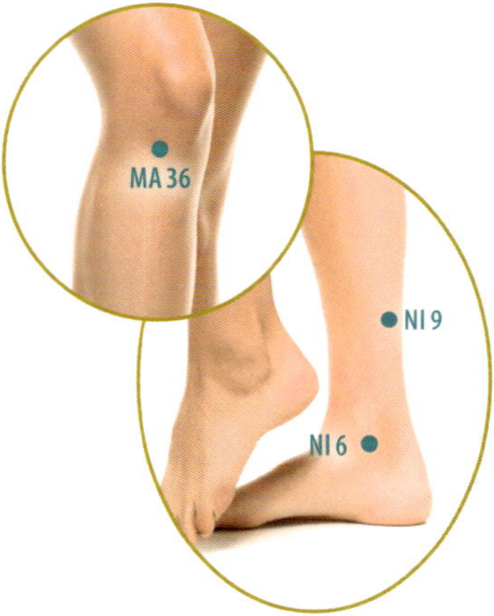

KG 12: 1 Handbreit über dem Bauchnabel

MA 36: bei gebeugtem Knie 4 Fingerbreit unterhalb der Kniescheibe, leicht auswärts

MA 25: 3 Fingerbreit neben dem Bauchnabel

KG 6: 2 Fingerbreit unter dem Bauchnabel

NI 9: 4 Fingerbreit über dem Knöchel an der Beinrückseite

NI 6: in der Vertiefung unterhalb der Spitze des inneren Knöchels

ARTHRITIS

Gelenkentzündung | Inflammation

Massiere zunächst den **PUNKT KG 4** mit starkem Druck.

Die Punkte im Rückenbereich solltest du von einer anderen Person bearbeiten lassen. Der **PUNKT LG 14** wird mit starkem Druck massiert. Darauf folgen auf dieselbe Weise die **PUNKTE BL 15, BL 17** und **BL 18** auf beiden Seiten.

ARTHRITIS

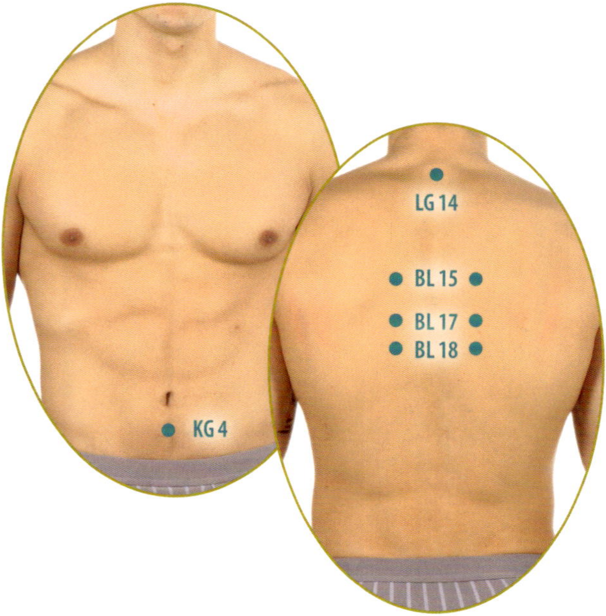

KG 4: 3 Daumenbreit unter dem Bauchnabel

LG 14: unterhalb des 7. Halswirbels

BL 15: 2 Fingerbreit seitlich des Dornfortsatzes des 5. Brustwirbels

BL 17: 2 Fingerbreit seitlich des Dornfortsatzes des 7. Brustwirbels

BL 18: 2 Fingerbreit seitlich des Dornfortsatzes des 8. Brustwirbels

SCHWINDEL-GEFÜHL

Benommenheit | Benebelung | Taumel

Massiere mit Daumen oder Zeigefinger bei starkem Druck in wechselnden Kreisbewegung die beiden **PUNKTE GB 20.**

Bearbeite anschließend genauso den **PUNKT LG 20** und mit etwas leichterem Druck den **YINTANG.**

Massiere die **PUNKTE NI 3** an beiden Knöcheln und die **PUNKTE PE 6** an beiden Armen.

Drücke zum Abschluss die **PUNKTE LE 3** an beiden Füßen.

SCHWINDEL-GEFÜHL

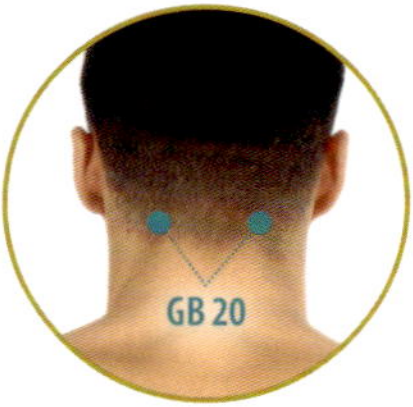

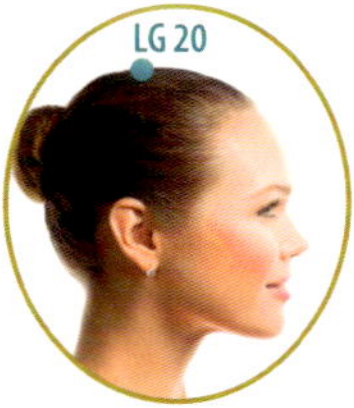

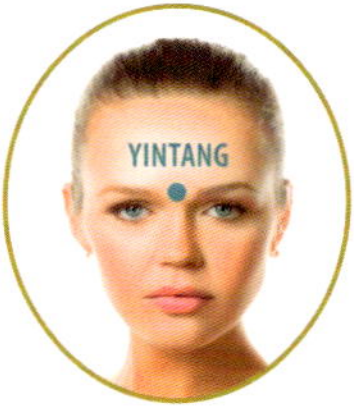

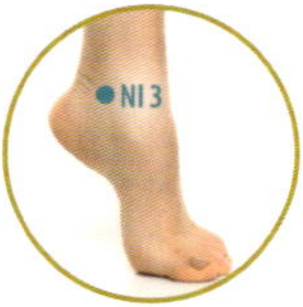

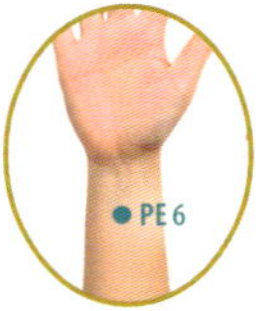

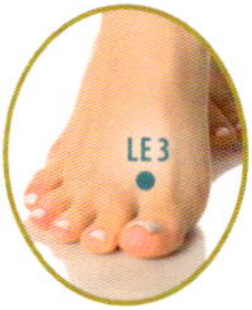

GB 20: am Hinterkopf unterhalb des Schädelknochens zwischen den beiden Muskeln, die man spürt, wenn man den Kopf hin- und herbewegt

LG 20: höchster Punkt des Kopfes auf einer Linie zwischen den beiden Ohren

YINTANG: mittig zwischen den Augenbrauen, direkt über der Nasenwurzel

NI 3: in der Vertiefung zwischen Achillessehne und innerer Knöchelspitze

PE 6: 3 Fingerbreit mittig unterhalb der Beugefalte des Handgelenks

LE 3: 2 Daumenbreit über dem Zwischenraum von großem und zweitem Zeh

DEPRESSIVE STIMMUNG

Niedergeschlagenheit | Melancholie | Trübsal | Traurigkeit | Verzweiflung

Massiere mit Daumen oder Zeigefinger bei starkem Druck in wechselnden Kreisbewegungen die beiden **PUNKTE GB 20.**

Bearbeite auf dieselbe Weise die **PUNKTE LG 13, LG 14** und **LG 20.**

Drücke anschließend die **PUNKTE MA 36** und **MI 6** an beiden Beinen.

Massiere die **PUNKTE HE 7, HE 5** und **PE 6** an beiden Armen, um neues Vertrauen ins Leben zu entwickeln.

DEPRESSIVE STIMMUNG

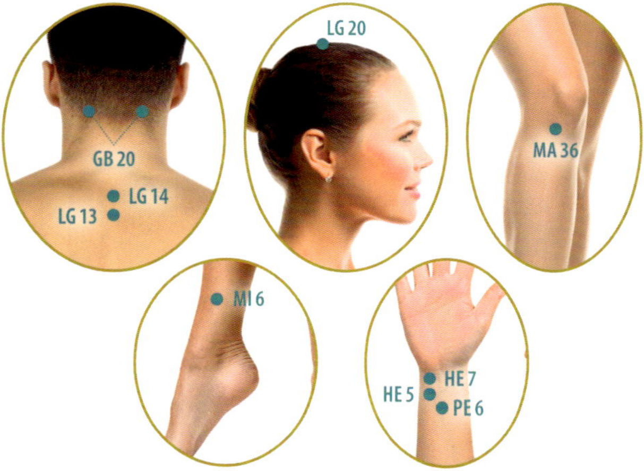

GB 20: am Hinterkopf unterhalb des Schädelknochens zwischen den beiden Muskeln, die man spürt, wenn man den Kopf hin- und herbewegt

LG 13: unterhalb des 1. Brustwirbels

LG 14: unterhalb des 7. Halswirbels

LG 20: höchster Punkt des Kopfes auf einer Linie zwischen den beiden Ohren

MA 36: bei gebeugtem Knie 4 Fingerbreit unterhalb der Kniescheibe, leicht auswärts

MI 6: 4 Fingerbreit über der inneren Knöchelspitze

HE 7: in einer Vertiefung in der Beugefalte des Handgelenks auf der Seite des kleinen Fingers

HE 5: 1 Daumenbreit unter He 7

PE 6: 3 Fingerbreit mittig unterhalb der Beugefalte des Handgelenks

ISCHIAS

Hexenschuss | Kreuzschmerzen | radikuläres Lumbalsyndrom | lumbales Wurzelsyndrom | Radikulopathie

Massiere die **PUNKTE GB 30** auf beiden Seiten mit kräftigem Druck. Fahre genauso mit den **PUNKTEN BL 37** und **BL 40** fort.

Bearbeite anschließend die Zonen, an denen du Schmerz empfindest, sowie die **PUNKTE BL 31–BL 33.** Passe den Druck deinen Schmerzen an.

Zum Abschluss kannst du die **OHRPUNKTE** auf beiden Seiten massieren.

ISCHIAS

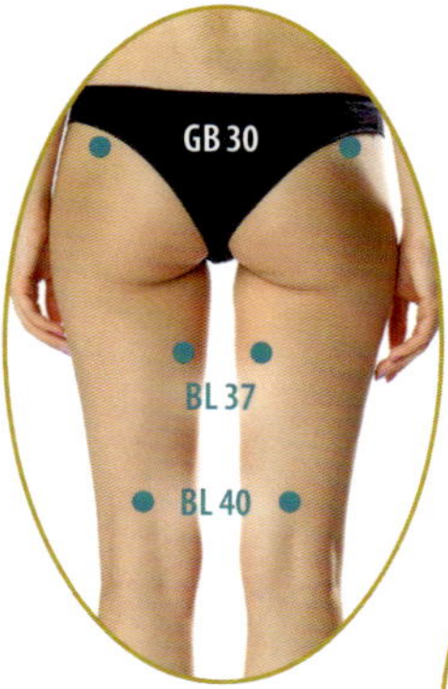

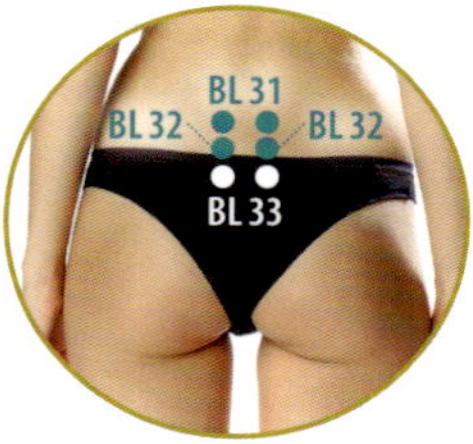

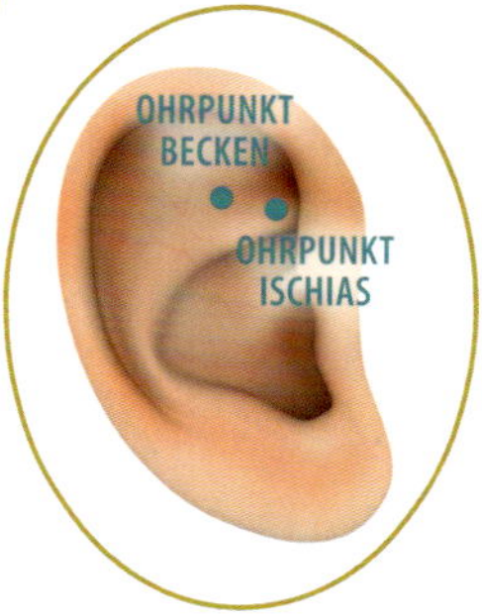

GB 30: am Rand des Schenkelhalses des Oberschenkelknochens

BL 37: an der Beinrückseite in der Mitte des Oberschenkelknochens, leicht inwärts

BL 40: in der Mitte der Kniegelenksfalte

BL 31–BL 33: Die 3 Sakralwirbellöcher sind auf beiden Seiten des Kreuzbeins an der Oberkante der Beckenschaufel deutlich tastbar.

OHRPUNKT ISCHIAS: etwas oberhalb des Beginns der oberen Antihelixkante

OHRPUNKT BECKEN: mittig auf der Fossa triangularis

ANGST

Herzrasen/-flattern | Palpitationen | Panik

Massiere die **PUNKTE HE 7** mit leichten Drehbewegungen und starkem Druck.

Bearbeite auf dieselbe Weise die **PUNKTE PE 6.**

Sollte dies nicht ausreichen, drücke zusätzlich die **PUNKTE KG 17** und **BL 15** auf diese Weise.

ANGST

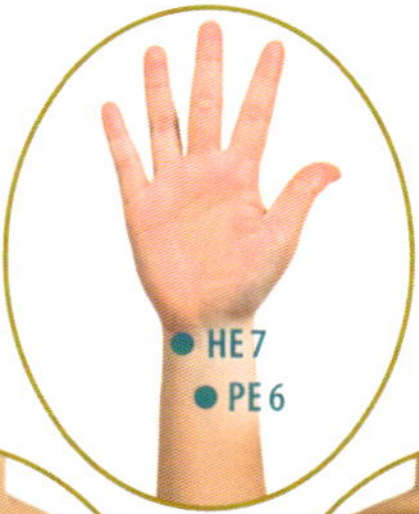

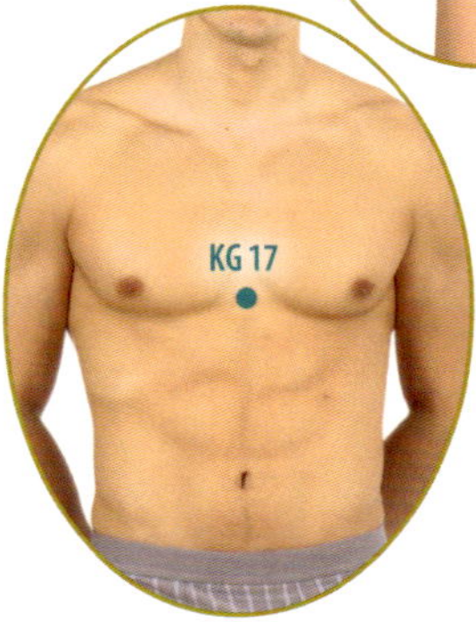

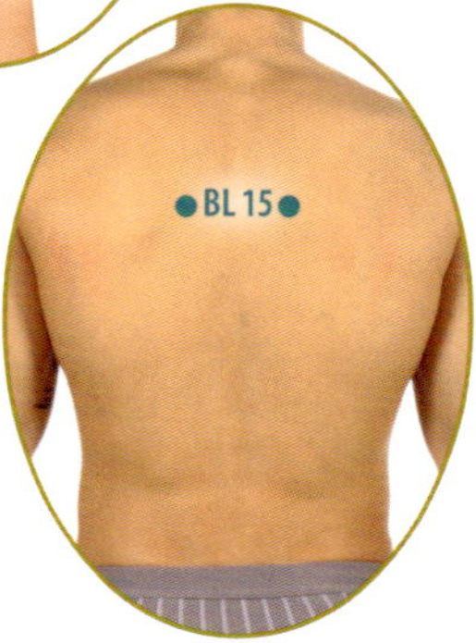

HE 7: in einer Vertiefung in der Beugefalte des Handgelenks auf der Seite des kleinen Fingers

PE 6: 3 Fingerbreit mittig unterhalb der Beugefalte des Handgelenks

KG 17: auf der Mitte des Brustbeins in Höhe des Zwischenraums von 4. und 5. Rippe, bei Männern zwischen den Brustwarzen

BL 15: 2 Fingerbreit seitlich des Dornfortsatzes des 5. Brustwirbels

DURCHFALL

Diarrhoe | Darmverstimmung

Massiere den **PUNKT KG 6** mit mittlerem Druck.

Bearbeite die **PUNKTE MA 25** auf beiden Seiten mit stärkerem Druck.

Drücke fest die **PUNKTE MA 36** und **MI 6** an beiden Beinen.

DURCHFALL

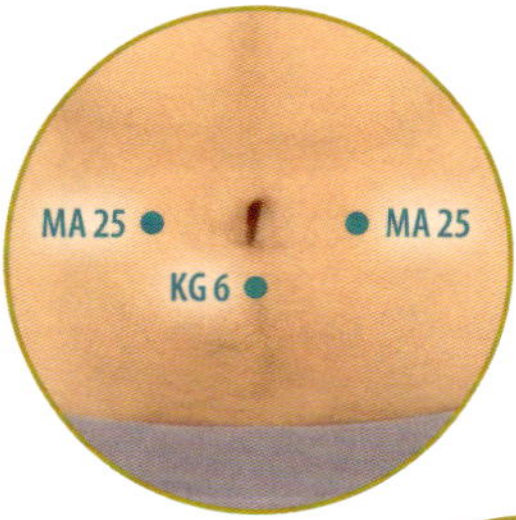

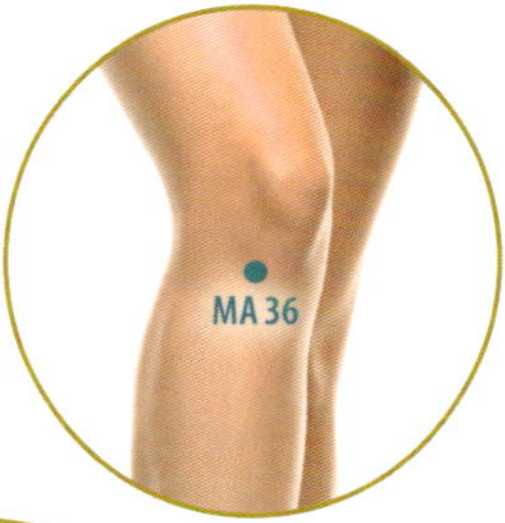

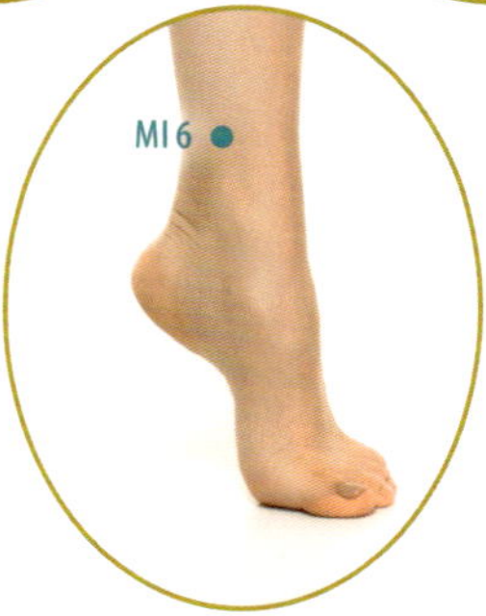

KG 6: 2 Fingerbreit unter dem Bauchnabel

MA 25: 3 Fingerbreit neben dem Bauchnabel

MA 36: bei gebeugtem Knie 4 Fingerbreit unterhalb der Kniescheibe, leicht auswärts

MI 6: 4 Fingerbreit über der inneren Knöchelspitze

LEBERSTÖRUNG

Leberschwäche | Übergiftung

Massiere die **PUNKTE LE 3** an beiden Füßen mit mittlerem Druck.

Bearbeite die **PUNKTE LE 14** auf dieselbe Weise.

Drücke dann leicht den **PUNKT KG 12.**

Zum Abschluss kannst du die **OHRPUNKTE** auf beiden Seiten leicht massieren.

LEBERSTÖRUNG

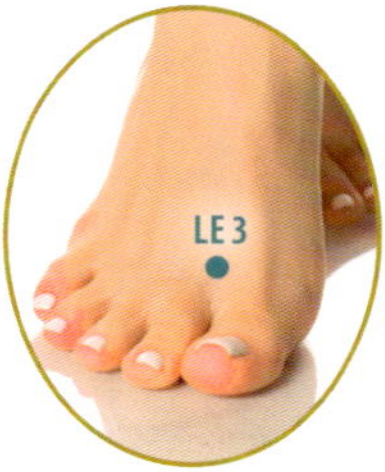

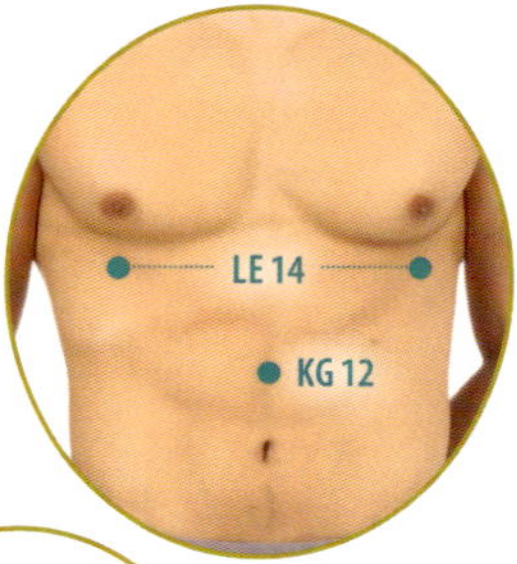

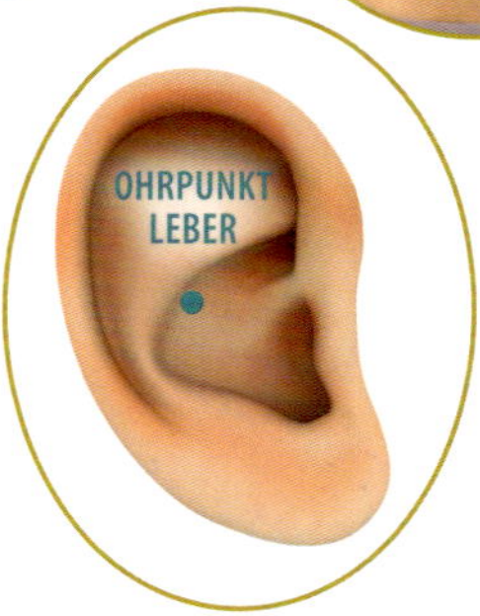

LE 3: 2 Daumenbreit über dem Zwischenraum von großem und zweitem Zeh

LE 14: unter den Brustwarzen zwischen der 6. und der 7. Rippe

KG 12: 1 Handbreit über dem Bauchnabel

OHRPUNKT LEBER: vor der Kante der Antihelix leicht oberhalb des gegenüber liegenden mittleren Stegs

MIGRÄNE

Massiere die **PUNKTE LU 7** und **PE 6** an beiden Armen mit mittelstarkem Druck.

Bearbeite dann mit stärkerem Druck die **PUNKTE GB 39** an beiden Beinen und die **PUNKTE MA 44** an beiden Füßen.

Stimuliere die **OHRPUNKTE** auf beiden Seiten.

Massiere zum Abschluss beidseitig mit den Zeigefingern den **TAIYANG** nach außen.

MIGRÄNE

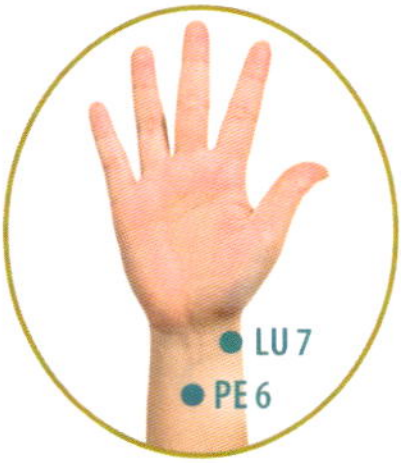

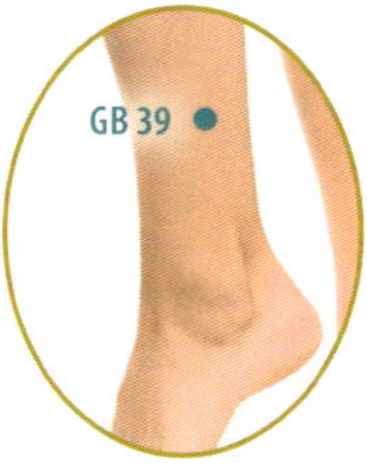

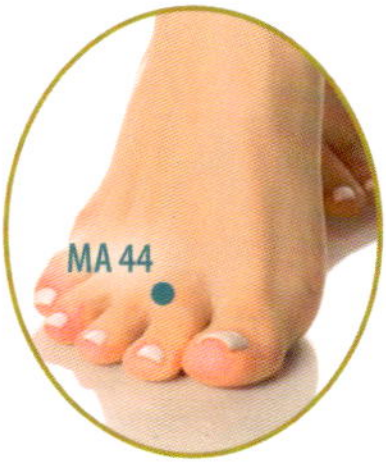

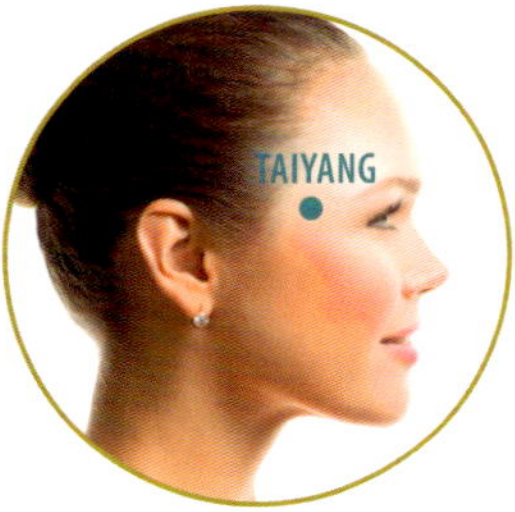

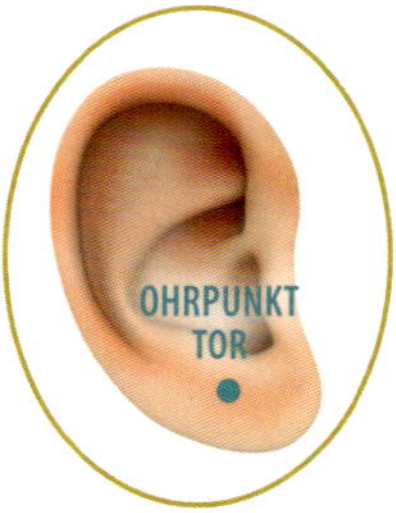

LU 7: 1,5 cm unter der Beugefalte des Handgelenks auf der Daumenseite zwischen einer Sehne und der Knochenkante

PE 6: 3 Fingerbreit mittig unterhalb der Beugefalte des Handgelenks

GB 39: 3 cm über dem Knöchel zwischen Waden- und Schienbein

MA 44: ½ Daumenbreit über dem Zwischenraum von zweitem und drittem Zeh

TAIYANG: in der Knochenvertiefung 1–2 cm neben dem äußeren Ende der Augenhöhle

OHRPUNKT TOR: wo das Ohrläppchen beginnt

KOPFSCHMERZ

Cephalgie

Kopfschmerz allgemein:
Massiere den **YINTANG** und die beiden **PUNKTE GB 20** bei stärkerem Druck mit Daumen oder Zeigefinger in wechselnden Kreisbewegungen. Bearbeite anschließend die **OHRPUNKTE.**

Kopfschmerz an den Schläfen:
Massiere mit leichtem Druck den **PUNKT LG 20** und danach mit stärkerem Druck die **PUNKTE DI 4** an beiden Händen.

Kopfschmerz am Scheitel:
Massiere mit mittlerem Druck die **PUNKTE LE 3** und danach mit stärkerem Druck die **PUNKTE NI 1** an beiden Füßen.

KOPFSCHMERZ

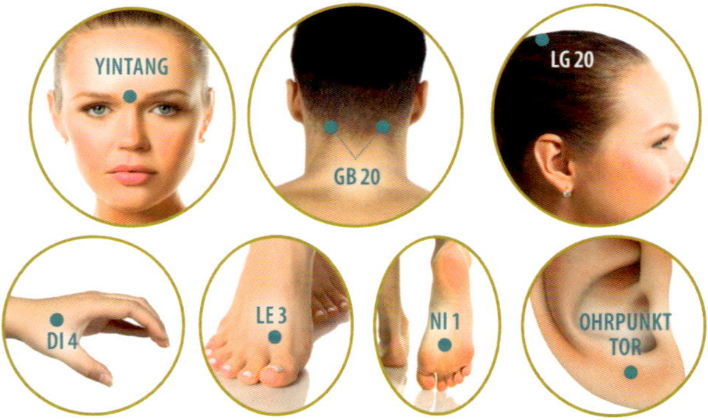

YINTANG: mittig zwischen den Augenbrauen, direkt über der Nasenwurzel

GB 20: am Hinterkopf unterhalb des Schädelknochens zwischen den beiden Muskeln, die man spürt, wenn man den Kopf hin- und herbewegt

LG 20: höchster Punkt des Kopfes auf einer Linie zwischen den beiden Ohren

DI 4: auf der höchsten Stelle des Muskels zwischen Daumen und Zeigefinger

LE 3: 2 Daumenbreit über dem Zwischenraum von großem und zweitem Zeh

NI 1: mittig zwischen dem vorderen und dem mittleren Drittel der Fußsohle

OHRPUNKT TOR: wo das Ohrläppchen beginnt

HÄMORRHOIDEN

anale Blutung | anales Nässen | Stuhlschmiere

Führe auf dem **PUNKT LG 1** fest kleine Kreisbewegungen aus.

Massiere auf dieselbe Weise den **PUNKT LG 20.**

Bearbeite mit starkem Druck die **PUNKTE BL 40** an beiden Beinen.

Drücke zum Abschluss mit den Nägeln oder den Kuppen der Zeigefinger die **OHRPUNKTE.**

HÄMORRHOIDEN

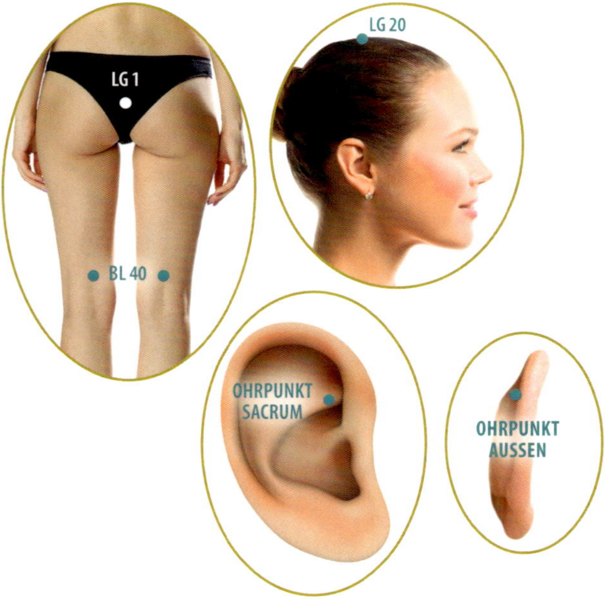

LG 1: mittig zwischen der Spitze des Steißbeins und dem Anus

LG 20: höchster Punkt des Kopfes auf einer Linie zwischen den beiden Ohren

BL 40: in der Mitte der Kniegelenksfalte

OHRPUNKT SACRUM: am Beginn des oberen Stegs

OHRPUNKT AUSSEN: an der oberen Kante der Fossa triangularis

HERZSCHMERZEN

Angina pectoris | Brustenge

Führe den Ablauf nacheinander
für beide Körperseiten durch.

Beschreibe auf dem **PUNKT KG 17** mit dem
Zeigefinger unter starkem Druck
Kreisbewegungen.

Winkle danach die Hand leicht an,
um den **PUNKT HE 7** besser zu finden.
Massiere ihn mit der Daumenkuppe mit
mittlerem bis starkem Druck.

Bearbeite dann auf dieselbe
Weise den **PUNKT PE 6.**

Anschließend kannst du mit den
Fingernägeln oder den Fingerkuppen
die **OHRPUNKTE** massieren.

HERZSCHMERZEN

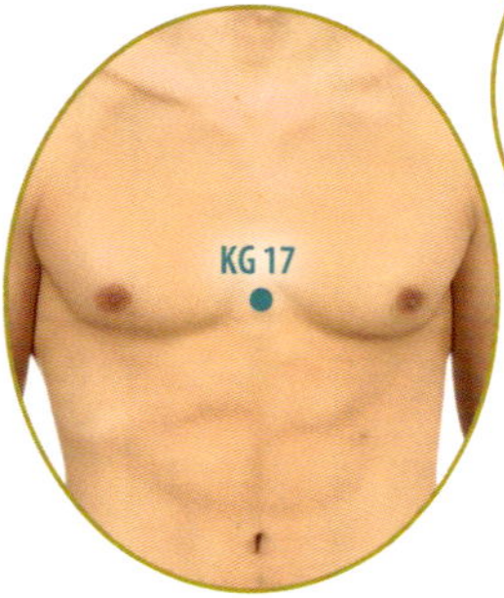

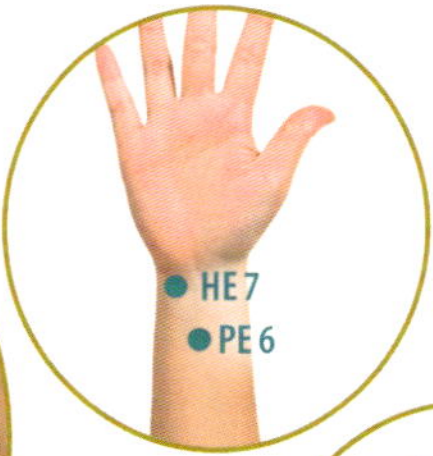

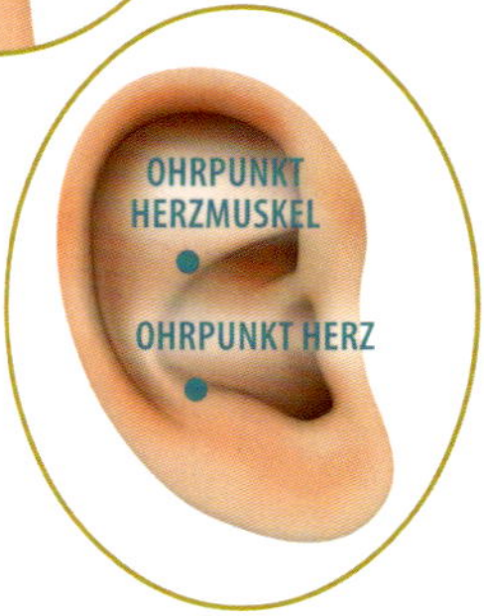

KG 17: auf der Mitte des Brustbeins in Höhe des Zwischenraums von 4. und 5. Rippe, bei Männern zwischen den Brustwarzen

HE 7: in einer Vertiefung in der Beugefalte des Handgelenks auf der Seite des kleinen Fingers

PE 6: 3 Fingerbreit mittig unterhalb der Beugefalte des Handgelenks

OHRPUNKT HERZMUSKEL: hinter der Kante der Antihelix, leicht oberhalb des gegenüber liegenden Stegs

OHRPUNKT HERZ: auf dem Antitragus gegenüber dem Tragus

AKNE

Hautausschlag | Mitesser

Massiere die **PUNKTE DI 4** an beiden Händen mit leichtem Druck.

Erhöhe den Druck etwas bei den **PUNKTEN MA 7.**

Die **PUNKTE MA 36** an beiden Beinen werden wieder mit leichtem Druck bearbeitet.

Zum Abschluss kannst du die beiden **OHRPUNKTE** mit dem Nagel oder der Kuppe des Zeigefingers massieren.

AKNE

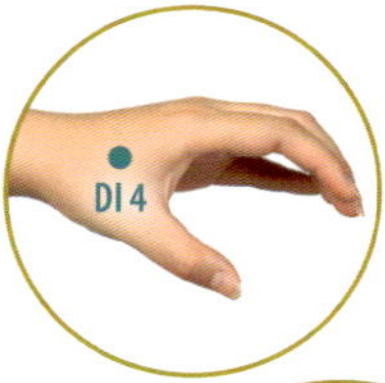

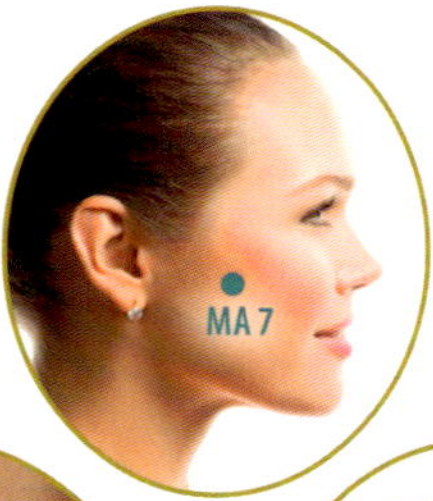

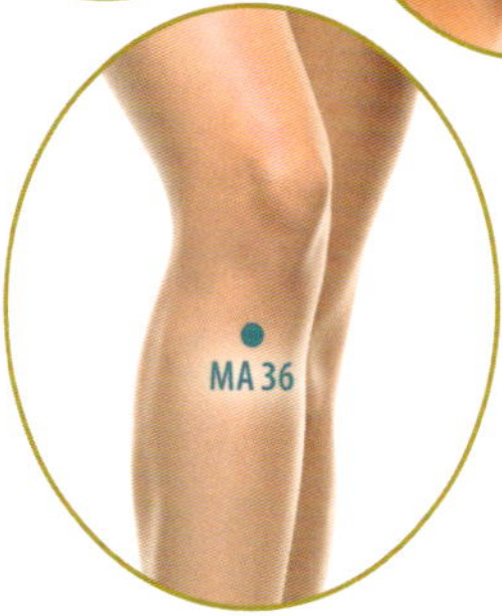

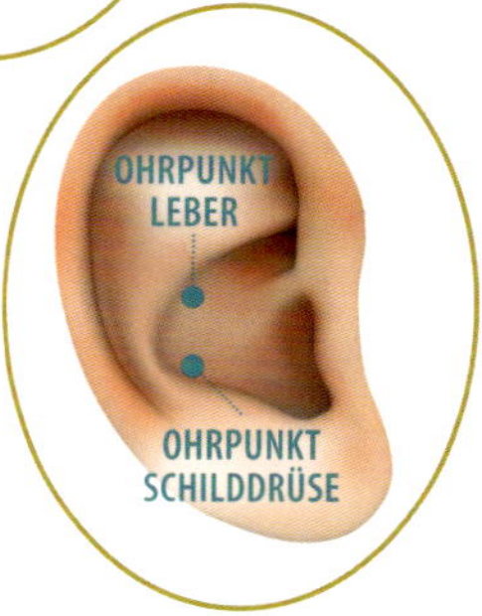

DI 4: auf der höchsten Stelle des Muskels
zwischen Daumen und Zeigefinger

MA 7: unter dem Jochbein
in der Vertiefung hinter dem Kaumuskel

MA 36: bei gebeugtem Knie
4 Fingerbreit unterhalb der Kniescheibe, leicht auswärts

OHRPUNKT LEBER: vor der Kante der Antihelix leicht
oberhalb des gegenüber liegenden mittleren Stegs

OHRPUNKT SCHILDDRÜSE: vor der Kante der Antihelix leicht
oberhalb des gegenüber liegenden Tragus

ASTHMA

Atemnot | Atembeschwerden

Beschreibe auf dem **PUNKT KG 17** mit dem Zeigefinger bei starkem Druck Kreisbewegungen.

Massiere die beiden **PUNKTE BL 13** mit leichtem Druck, oder bitte jemanden, sie bei dir zu bearbeiten, wenn du schlecht an sie herankommst.

Drücke anschließend leicht die **PUNKTE MA 36** und **NI 7** an beiden Beinen.

Bearbeite die **OHRPUNKTE BRONCHIEN** mit dem Nagel oder der Kuppe des Zeigefingers und anschließend die **OHRPUNKTE ASTHMA** mit dem Daumennagel oder der Daumenkuppe, und halte mit dem Zeigefinger dagegen.

ASTHMA

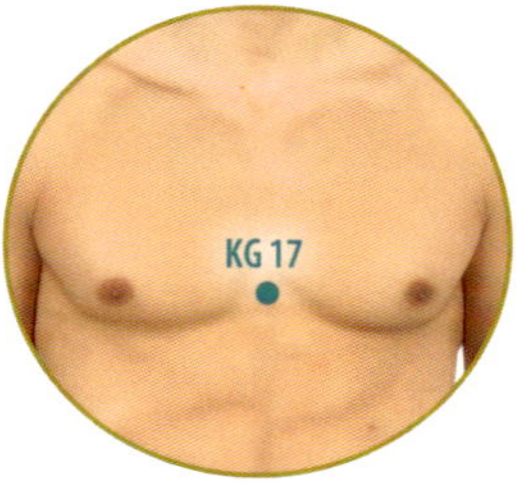

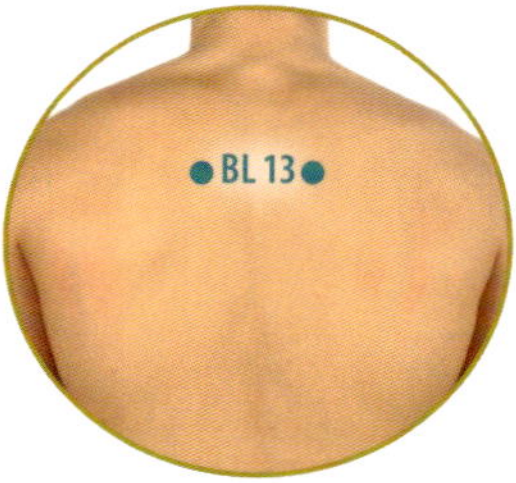

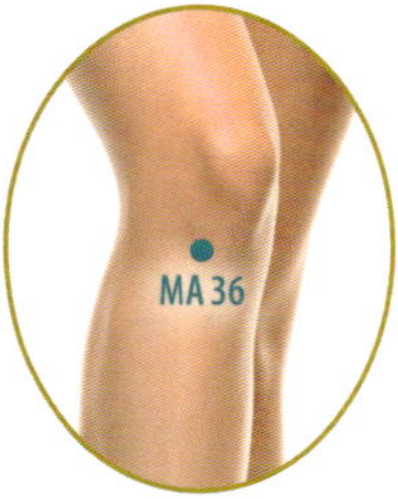

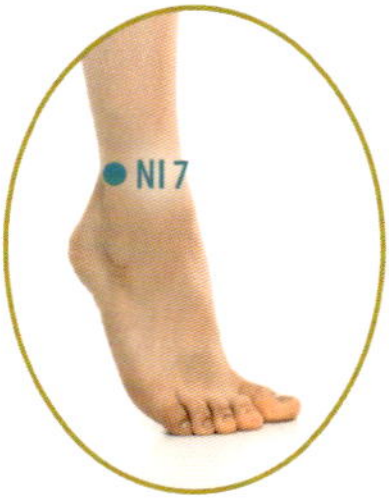

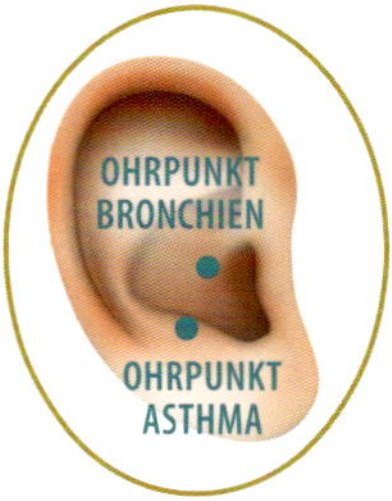

KG 17: auf der Mitte des Brustbeins in Höhe des Zwischenraums von 4. und 5. Rippe, bei Männern zwischen den Brustwarzen

BL 13: 2 Fingerbreit seitlich des Dornfortsatzes des 3. Brustwirbels

MA 36: bei gebeugtem Knie 4 Fingerbreit unterhalb der Kniescheibe, leicht auswärts

NI 7: 2 Daumenbreit über der äußeren Knöchelmitte dicht vor der Achillessehne

OHRPUNKT BRONCHIEN: in der Mitte des Innenohres leicht unterhalb des Endes des mittleren Stegs

OHRPUNKT ASTHMA: in der Mitte des Antitragus

HEUSCHNUPFEN

Pollenallergie | Pollinose

Massiere die **PUNKTE DI 4** an beiden Händen.

Führe auf den **PUNKTEN GB 20** mit leichtem Druck wechselnde Kreisbewegungen aus.

Bearbeite anschließend die **PUNKTE DI 20** mit den Fingernägeln oder Kuppen der Zeigefinger.

Drücke den **YINTANG** mit leichtem Druck mit einer Fingerkuppe.

Massiere die **PUNKTE LE 3** an beiden Füßen mit kräftigem Druck der Fingerspitzen.

Bearbeite zum Abschluss die **PUNKTE BL 2.**

Die **OHRPUNKTE ASTHMA** kannst du als Krönung oder auch zwischendurch mit dem Daumennagel massieren und mit der Zeigefingerkuppe dagegenhalten.

HEUSCHNUPFEN

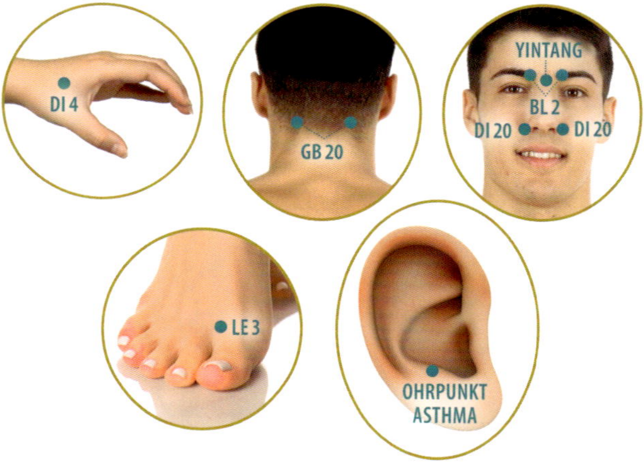

DI 4: auf der höchsten Stelle des Muskels zwischen Daumen und Zeigefinger

GB 20: am Hinterkopf unterhalb des Schädelknochens zwischen den beiden Muskeln, die man spürt, wenn man den Kopf hin- und herbewegt

DI 20: am Außenrand der Nasenflügel neben der Nasolabialfalte

BL 2: in der Vertiefung am inneren Ende der Augenbrauen

YINTANG: mittig zwischen den Augenbrauen, direkt über der Nasenwurzel

LE 3: 2 Daumenbreit über dem Zwischenraum von großem und zweitem Zeh

OHRPUNKT ASTHMA: in der Mitte des Antitragus

VERSTOPFUNG

Darmträgheit | Hartleibigkeit | Verdauungsstörung

Massiere die **PUNKTE LE 2** an beiden Füßen.

Bearbeite anschließend die **PUNKTE DI 4** an beiden Händen mit leichtem Druck.

Führe auf den **PUNKTEN MA 25** mit mittlerem bis starkem Druck kleine Kreisbewegungen aus.

Massiere die beiden **INNEREN OHRPUNKTE** mit den Fingerkuppen oder -nägeln der Zeigefinger und danach die **ÄUSSEREN OHRPUNKTE.**

VERSTOPFUNG

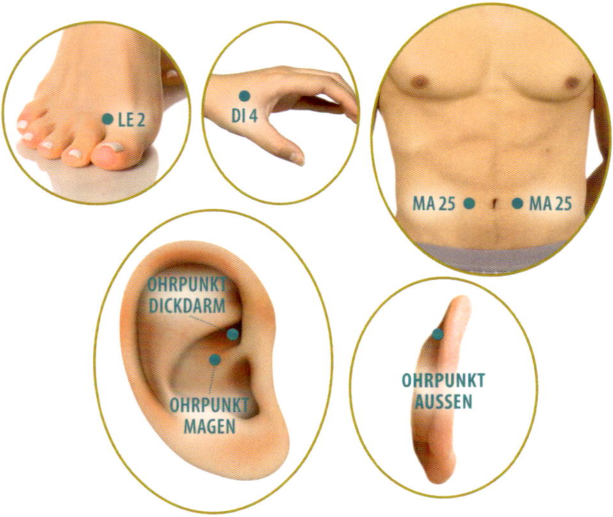

LE 2: ½ Daumenbreit über dem Zwischenraum von großem und zweitem Zeh

DI 4: auf der höchsten Stelle des Muskels zwischen Daumen und Zeigefinger

MA 25: 3 Fingerbreit neben dem Bauchnabel

OHRPUNKT MAGEN: in der Mitte des Innenohres leicht oberhalb des Endes des mittleren Stegs

OHRPUNKT DICKDARM: oberhalb des Beginns des mittleren Stegs

OHRPUNKT AUSSEN: an der oberen Kante der Fossa triangularis

SCHLAFLOSIGKEIT

Schlafstörungen durch Stress, Ängste, Verstimmung oder Grübelei

Drücke den **PUNKT LG 26** im Sekundenrhythmus sanft mit der Fingerkuppe.

Danach beschreibe mit Daumen oder Zeigefinger bei mittlerem Druck Kreisbewegungen auf den **PUNKTEN HE 7** und **PE 6** an beiden Armen.

Gehe genauso bei den **PUNKTEN NI 3** und **MI 6** an beiden Beinen vor.

Zum Abschluss kannst du die **OHRPUNKTE** mit dem Fingernagel oder der Fingerkuppe des Zeigefingers massieren.

SCHLAFLOSIGKEIT

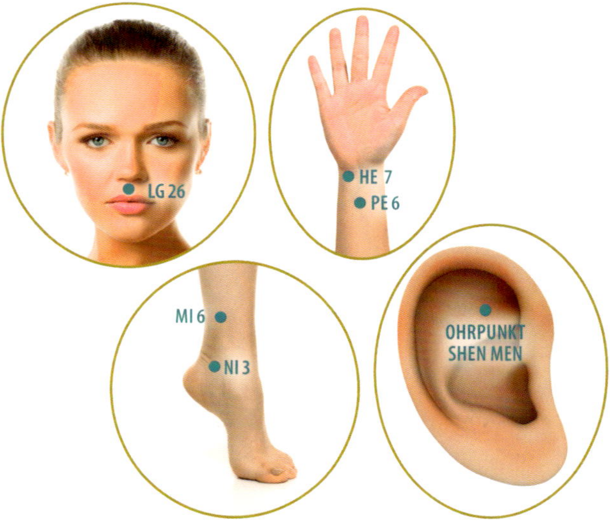

LG 26: mittig zwischen Oberlippenrand und Nase

HE 7: in einer Vertiefung in der Beugefalte des Handgelenks auf der Seite des kleinen Fingers

PE 6: 3 Fingerbreit mittig unterhalb der Beugefalte des Handgelenks

NI 3: in der Vertiefung zwischen Achillessehne und innerer Knöchelspitze

MI 6: 4 Fingerbreit über der inneren Knöchelspitze

OHRPUNKT SHEN MEN:
in der Ohrmuschel an der Gabelung der Antihelix

HERZRASEN

Ängste | Sorgen | Panik | Unruhe | Schlaflosigkeit | Unsicherheit | Not | Zweifel

Beginne auf einer Körperseite.

Winkle die Hand leicht an, um die Vertiefung, in der der **PUNKT HE 7** liegt, besser zu finden. Massiere ihn mit der Daumenkuppe mit mittlerem bis starkem Druck. Wechsle danach zum **PUNKT PE 6,** und massiere ihn auf dieselbe Weise.

Anschließend kannst du mit den Fingernägeln oder den Fingerkuppen den **OHRPUNKT** bearbeiten.

Wechsle daraufhin die Körperseite.

HERZRASEN

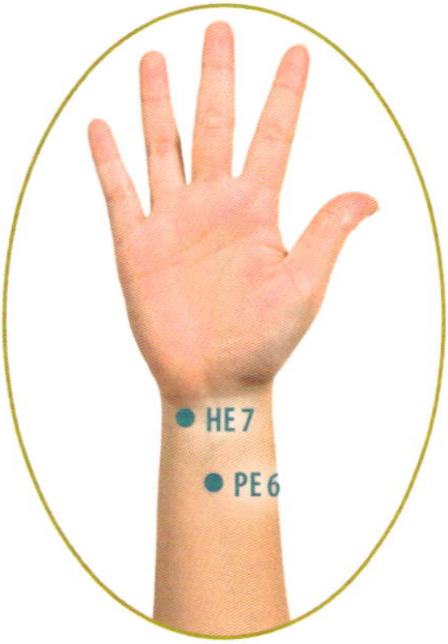

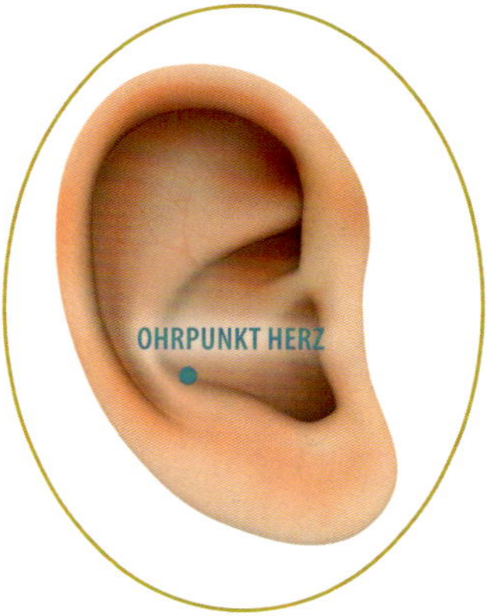

HE 7: in einer Vertiefung in der Beugefalte des Handgelenks auf der Seite des kleinen Fingers

PE 6: 3 Fingerbreit mittig unterhalb der Beugefalte des Handgelenks

OHRPUNKT HERZ: auf dem Antitragus gegenüber dem Tragus

BLUTHOCHDRUCK

Hypertonie | Überspannung

Mache auf den beiden **PUNKTEN GB 20** mit ausreichend Druck mit Daumen oder Zeigefingern wechselnde Kreisbewegungen.

Massiere mit leichtem Druck die **PUNKTE GB 14.** Übe mittleren Druck auf die **PUNKTE DI 11** an beiden Armen und anschließend auf die **PUNKTE MA 36** an beiden Beinen aus.

Massiere zum Abschluss mit leichtem Druck die **PUNKTE LE 2** und **LE 3.**

Die **OHRPUNKTE** kannst du zusätzlich mit der Fingerkuppe oder den Fingernägeln bearbeiten.

Diese Massage sollte bei hohem Blutdruck mehrmals am Tag durchgeführt werden.

BLUTHOCHDRUCK

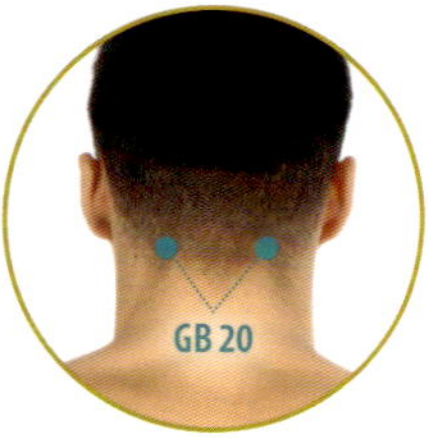

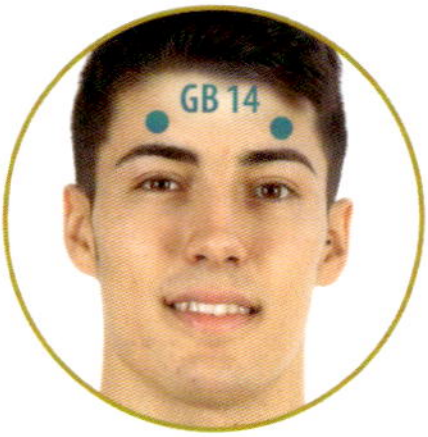

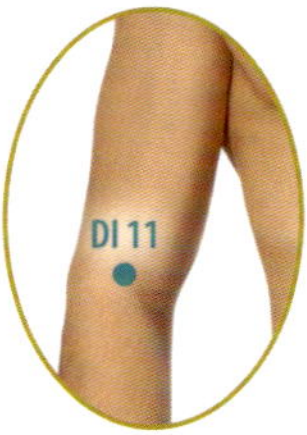

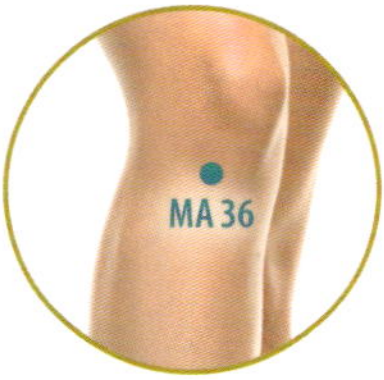

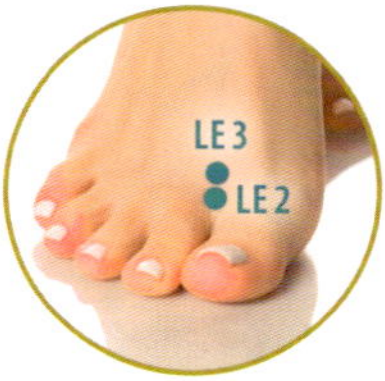

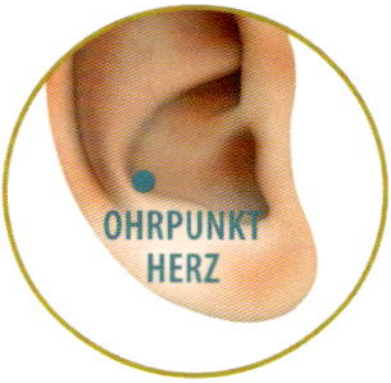

GB 20: am Hinterkopf unterhalb des Schädelknochens zwischen den beiden Muskeln, die man spürt, wenn man den Kopf hin- und herbewegt

GB 14: 1 Daumenbreit mittig über den Augenbrauen

DI 11: in der äußeren Vertiefung der Ellenbeuge vor dem Oberarmknochen

MA 36: bei gebeugtem Knie 4 Fingerbreit unterhalb der Kniescheibe, leicht auswärts

LE 2: ½ Daumenbreit über dem Zwischenraum von großem und zweitem Zeh

LE 3: 2 Daumenbreit über dem Zwischenraum von großem und zweitem Zeh

OHRPUNKT HERZ: auf dem Antitragus gegenüber dem Tragus

SODBRENNEN

Refluxösophagitis | Pyrosis

Massiere mit leichtem Druck zunächst den **PUNKT KG 12.**

Bearbeite anschließend auf dieselbe Weise die **PUNKTE MA 36** an beiden Beinen.

Zum Abschluss kannst du die **OHRPUNKTE** auf beiden Seiten mit den Fingernägeln oder den Fingerkuppen massieren.

SODBRENNEN

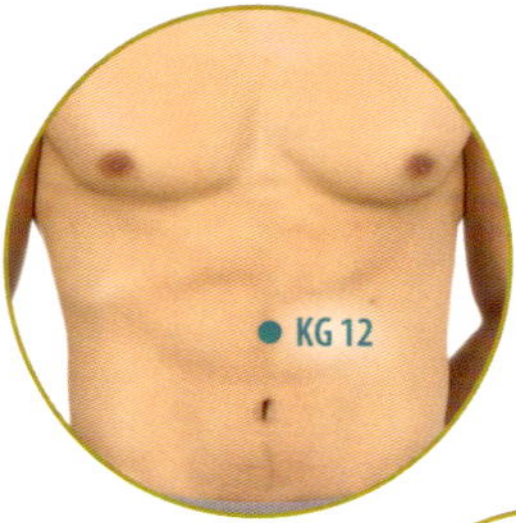

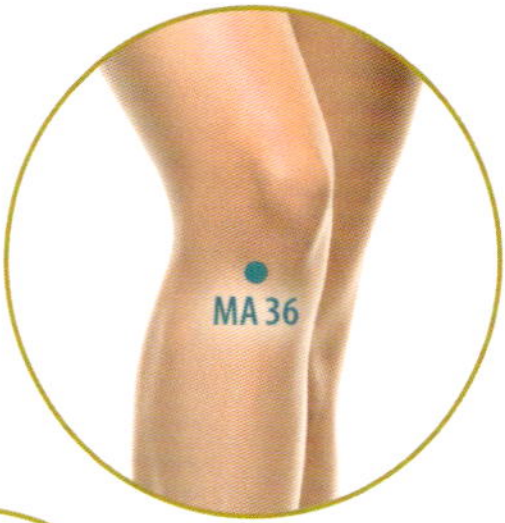

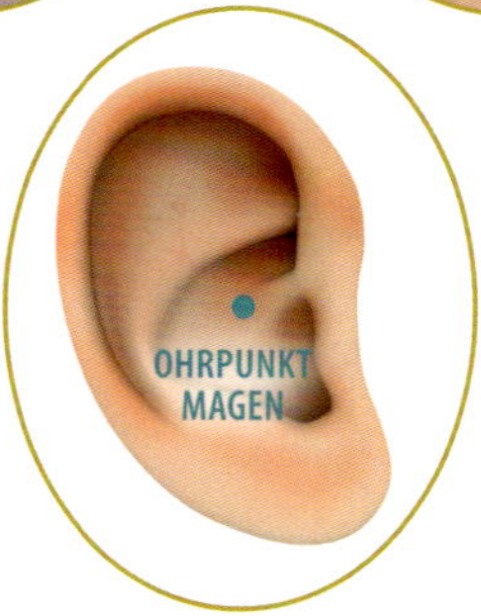

KG 12: 1 Handbreit über dem Bauchnabel

MA 36: bei gebeugtem Knie 4 Fingerbreit unterhalb der Kniescheibe, leicht auswärts

OHRPUNKT MAGEN: in der Mitte des Innenohres leicht oberhalb des Endes des mittleren Stegs

NERVOSITÄT

innere Aufregung | Emotionalität | Unruhe | Erregung | Unsicherheit

Drücke den **PUNKT LG 26** im Sekundenrhythmus sanft mit der Fingerkuppe.

Massiere mit den Daumen oder Zeigefingern unter mittlerem Druck in wechselnden Kreisbewegungen die beiden **PUNKTE GB 20.**

Bearbeite anschließend mit leichtem Druck die **PUNKTE LG 13** und **LG 14.**

NERVOSITÄT

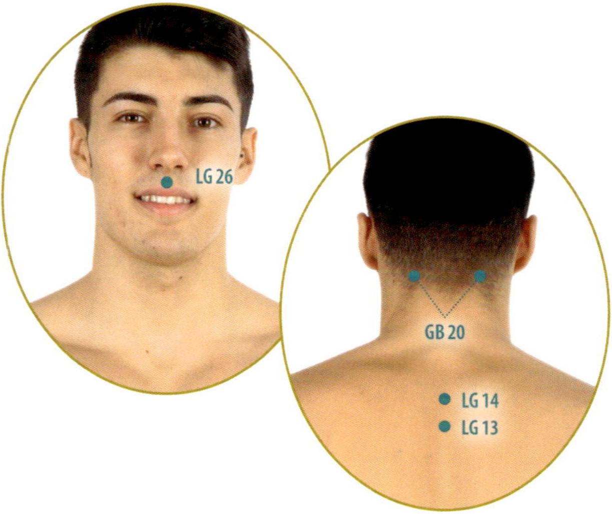

LG 26: mittig zwischen Oberlippenrand und Nase

GB 20: am Hinterkopf unterhalb des Schädelknochens zwischen den beiden Muskeln, die man spürt, wenn man den Kopf hin- und herbewegt

LG 13: unterhalb des 1. Brustwirbels

LG 14: unterhalb des 7. Halswirbels

ERKÄLTUNG

Schnupfen | Grippe | Nebenhöhlenentzündung | Geruchsverlust

Um besser Luft zu bekommen, reicht es oft aus, die **PUNKTE DI 20** leicht mit den Fingernägeln zu massieren.

Sonst massiere noch mit leichtem Druck die **PUNKTE DI 4.**

Sollte die Stirnhöhle betroffen sein, massiere zusätzlich den **YINTANG** mit leichtem Druck der Fingerkuppe und die **OHRPUNKTE** mit den Fingernägeln.

ERKÄLTUNG

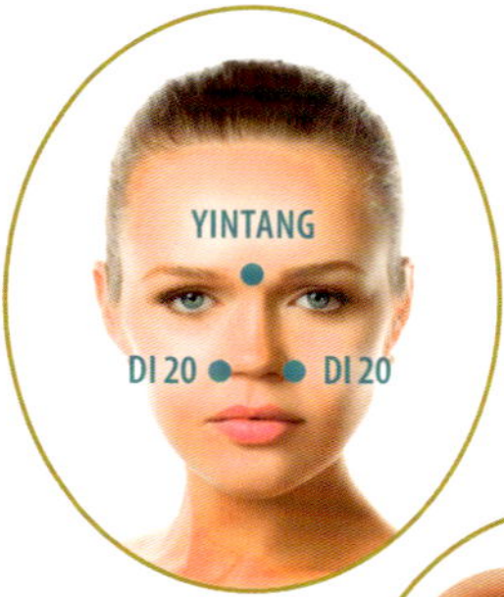

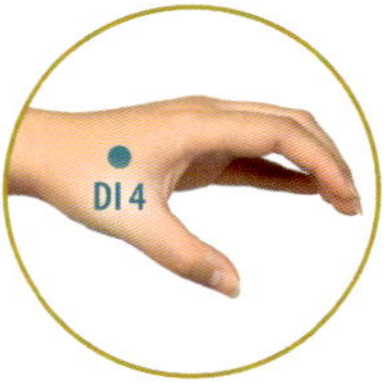

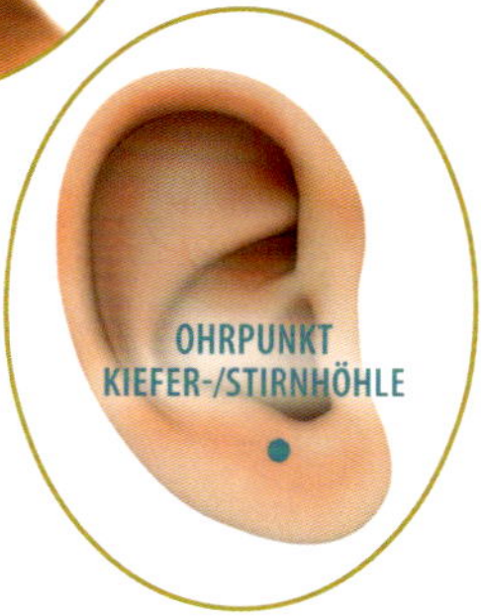

DI 20: am Außenrand der Nasenflügel neben der Nasolabialfalte

DI 4: auf der höchsten Stelle des Muskels zwischen Daumen und Zeigefinger

YINTANG: mittig zwischen den Augenbrauen, direkt über der Nasenwurzel

OHRPUNKT KIEFER-/STIRNHÖHLE:
an der Kante oberhalb des Ohrläppchens

ABNEHMEN

Heißhunger | langsamer Stoffwechsel | Magenknurren | träge Verdauung

Beginne gegen den Heißhunger damit, den **PUNKT LG 26** im Sekundenrhythmus sanft mit der Fingerkuppe zu drücken.

Um die Verdauung zu fördern, massiere den **PUNKT KG 12** mit leichtem Druck, und massiere anschließend erst die **PUNKTE MA 36** an beiden Beinen und dann die **PUNKTE PE 6** an beiden Armen fest mit Daumen oder Zeigefinger.

ABNEHMEN

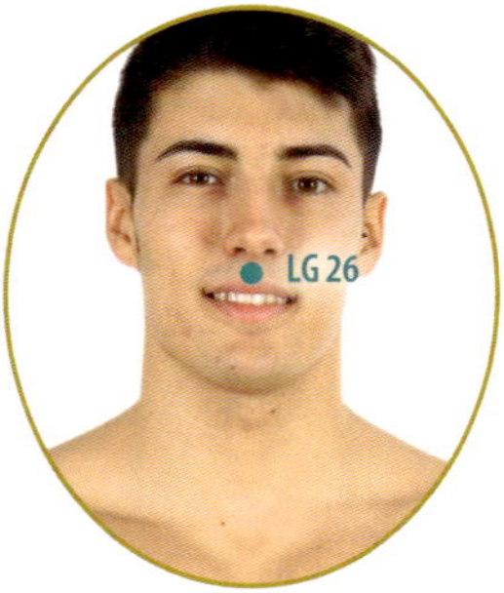

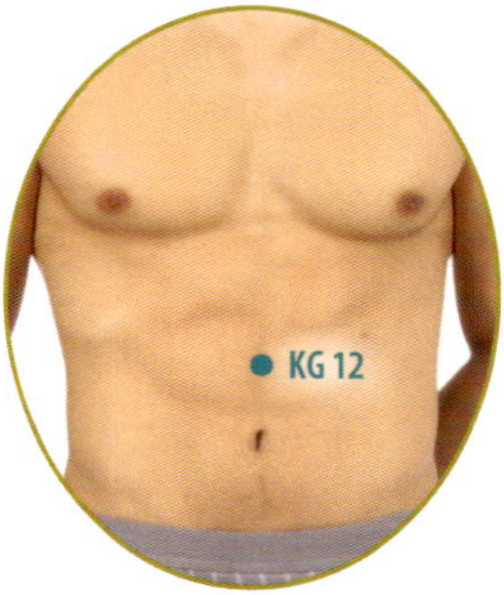

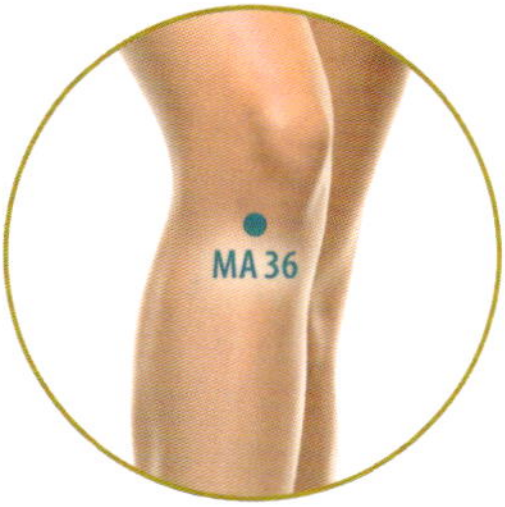

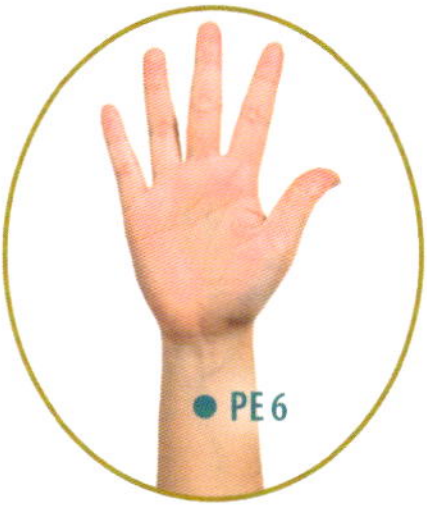

LG 26: mittig zwischen Oberlippenrand und Nase

KG 12: 1 Handbreit über dem Bauchnabel

MA 36: bei gebeugtem Knie 4 Fingerbreit unterhalb der Kniescheibe, leicht auswärts

PE 6: 3 Fingerbreit mittig unterhalb der Beugefalte des Handgelenks

In der Regel wird jeder Punkt **1 Minute** massiert. Richte die Dauer danach, wann das Schmerzempfinden nachlässt – das kann schon nach 30 Sekunden oder erst nach 20 Minuten der Fall sein.

Die gesamte Behandlung sollte nicht länger als **20 Minuten** dauern.

Führe die Massage für ein Beschwerdebild **täglich 1-mal** durch. Bei akuten, erst kürzlich eingetretenen Gesundheitsproblemen reichen im Allgemeinen **1–3 Behandlungen.** Bei lang anhaltenden, chronischen Beschwerden können bis zu **20 Behandlungen** nötig sein, bis die Symptome abklingen.

Sollten die Beschwerden sich nicht bessern, suche eine Ärztin/einen Arzt auf.

HINWEISE ZUR ANWENDUNG

Beginne jede Behandlung mit ein paar **tiefen, ausgleichenden Atemzügen in den Bauch.** Behalte diese Art der Atmung während der gesamten Sitzung bei.

Am besten lassen sich die Punkte mit der **Fingerkuppe des Daumens oder des Zeigefingers** massieren. Um sie genauer zu treffen, kannst du sie auch mit den Fingernägeln bearbeiten. Dabei besteht jedoch die Gefahr, durch den hohen Druck der Massage die Haut zu verletzen. An den Ohren solltest du die Fingernägel oder ein Streichholz benutzen.

Führe mit dem Finger abwechselnd kleine **Rechtskreise (Yang) und Linkskreise (Yin)** aus. Der Druck sollte dabei so hoch sein, dass du Schmerz empfindest. Während der Massage wird der Schmerz verschwinden.